AF321644

DU MÊME AUTEUR

Aux Éditions Gallimard

L'OR ET LA POUSSIÈRE, 1986
BABEL DES MERS, 1987

Chez d'autres éditeurs

PERSONNES ET PERSONNAGES, La Différence, 1979
JARDINS ET RUES DES CAPITALES, La Différence, 1980
ESTHER, La Différence, 1982
L'EXTRÉMITÉ DU MONDE, Denoël, 1985
LA SENTINELLE DU RÊVE, Michel de Maule, 1988
L'ÉTOILE RUBIS, Julliard, 1990
NUIT EN PAYS ÉTRANGER, Julliard, 1992
LE DIABLE EST UN PUR HASARD, Mercure de France, 1993

En collaboration avec Ryôji Nakamura

MILLE ANS DE LITTÉRATURE JAPONAISE, une anthologie du VIIIe au XVIIIe siècle, La Différence, 1982

L'ACCOMPAGNEMENT

RENÉ DE CECCATTY

L'ACCOMPAGNEMENT

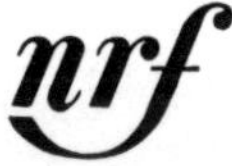

GALLIMARD

Il a été tiré de l'édition originale de cet ouvrage vingt exemplaires sur vélin pur chiffon de Lana numérotés de 1 à 20.

© *Éditions Gallimard, 1994.*

Ce livre a été suscité et soutenu par Claude Gutman, sans lequel je l'aurais sans doute écrit, mais peut-être n'aurais-je pas osé le publier.

Sans l'avoir choisi moi-même, entraîné par la logique des événements et par la volonté d'un ami, j'ai été amené à l'accompagner dans la mort. J'ai assisté à sa maladie, à son agonie, à sa fin parce qu'il l'a voulu. J'ai été, pendant plusieurs semaines, le témoin de son acheminement vers ce qu'il a appelé lui-même l'« effacement », tout en sachant que dans son cas, comme dans celui de tous ceux qui ont eu des amis près d'eux en ces instants, le terme était privé de sens ou, du moins, pouvait en revêtir un autre.

Dans les derniers jours, il m'a dit, lui qui était écrivain, qu'il n'avait pas eu la force de décrire ce qu'il vivait et que personne encore n'avait pu décrire cette lutte contre la mort à l'hôpital. Il m'a dit qu'un autre ami écrivain — lui aussi très présent à ses côtés pendant toute la maladie — et moi, nous en savions désormais assez pour décrire ce que nous avions vu. C'était un appel.

Je sais qu'il ne faut pas exagérer l'importance des derniers appels. Je vais m'efforcer de ne pas abuser de la confiance qui m'est faite, encore qu'écrire à sa place me semble déjà un premier abus et que je sache que je devrai constamment conjurer ce sentiment, fondé ou non.

Je le répète, cette situation, je ne l'avais pas choisie. Au cours de l'inéluctable progression de sa maladie, il avait rassemblé, par un réseau téléphonique serré, un petit groupe d'amis auxquels il donnait des renseignements plus ou moins précis sur son état, sans toujours mesurer l'effet produit ni même maîtriser ses propres confidences. Entre nous, qui ne nous connaissions qu'inégalement, il nous arrivait de confronter nos informations, que nous interprétions de façon plus ou moins réaliste et pessimiste, en nous mentant parfois à nous-mêmes ou mutuellement, parfois aussi en lui mentant, quand nous pensions, à tort ou à raison, qu'il le fallait et qu'il l'attendait. Nous n'avions pas, quoi qu'il en soit, une connaissance exacte de l'évolution de sa maladie. Du reste, qui l'aurait eue, cette connaissance exacte ? Ni lui-même, ni ses médecins.

Sauf en cas de grande inquiétude, après un silence trop prolongé (d'une journée entière), je ne l'appelais pas en général. C'est lui qui me téléphonait, au moins deux fois par jour : au réveil et le soir vers sept heures. C'était le minimum de la fréquence de ses appels. Les derniers mois, ils devinrent plus nombreux, au cours de la journée. Bien que je ne vive pas seul et que j'aie moi-même une activité intellectuelle qui réclame d'autant plus de concentration que je ne suis préservé par aucun lieu professionnel, ni aidé par aucun horaire extérieur, je me suis soumis aux caprices de son propre rythme, parce que ces caprices, malgré son caractère difficile et tyrannique, étaient entièrement commandés et, à mes yeux, justifiés par son angoisse.

Cette angoisse, mes réponses, pas plus que celles des autres amis vers lesquels il se tournait, ne l'apaisaient. Il en savait beaucoup plus que nous sur les indices que lui fournissaient implacablement les résultats des tests et des examens qu'il acceptait avec une parfaite docilité. Il les interprétait avec intelligence et compétence, ce qui interdisait à ses médecins de lui donner des illusions. Mais l'illusion que la médecine lui refusait, il la cherchait peut-être, dans une certaine mesure, auprès de nous et — je me le demande à présent, puisque c'est moi qu'il a voulu le plus souvent à son chevet — auprès de moi plus qu'auprès des autres. Il me prêtait peut-être une plus grande candeur, une plus grande disponibilité, une forme de légèreté. De ses amis, par ailleurs, j'étais le seul de sa génération à partager ses intérêts intellectuels et à exercer exactement la même activité. J'étais, parmi ses amis intimes, le plus ancien. Nous nous sommes connus avant de publier l'un et l'autre. Nous nous sommes vus écrire. Pour tous deux, écrire était la première forme de rapport au monde.

Il peut paraître curieux qu'avec de si nombreux coups de téléphone, j'aie eu des notions aussi floues de sa maladie. En recopiant ses carnets intimes, j'ai pu constater qu'il s'en tenait, lui-même, à des allusions. Il n'est devenu précis sur ce sujet que deux mois avant sa mort. Alors il m'a tout dit, tout. Les chiffres, les noms de médicaments, les examens, ses craintes, les taux alarmants, les hypothèses, les thérapeutiques possibles. Mais auparavant, il n'était que capricieusement précis. Peut-être croyait-il m'avoir dit quelque chose qu'il avait dit à un autre ou à une autre. Peut-être aussi croyait-il m'avoir caché ce qu'en réalité il m'avait révélé. Peut-être enfin voulais-je moi-même ne pas entendre et ne pas voir. Lorsque son langage est devenu tout à fait médical, j'ai eu du mal à le suivre. Je n'étais pas préparé à une traduction aussi brutale, ou plutôt à une mutation aussi brutale sans réelle traduction. Il m'aurait fallu un interprète, c'est-à-dire un médecin et il était, lui, le seul interlocuteur de son médecin.

Il n'a désiré ma présence constante que lorsque sa mort a été certaine. Alors il a su que plus rien ne m'échapperait, sauf le silence de sa mort. Au moment où j'observais le comportement du personnel hospitalier, à l'égard duquel il était lui-même violemment critique et, parfois, enthousiaste, je ne pensais pas, bien entendu, en faire la matière d'un livre. Mais, très peu de temps après sa mort, durant cette période fragile où l'on a du mal à contenir des larmes au réveil, dans la solitude, à l'involontaire évocation des derniers instants ou au cœur de la nuit, j'ai été amené à écrire sur sa maladie et sur l'apport de la littérature à sa connaissance (indépendamment de son cas particulier). J'ai toujours eu cette certitude — sans laquelle je n'écrirais pas — : la littérature n'est pas un écran qui voile la réalité, si dramatique soit-elle et, apparemment, indicible dans l'horreur. La littérature révèle la réalité et la prolonge. C'est notre seule force.

Au moment où je m'engage à écrire ces pages, il ne me semble pas possible d'ajouter une fiction à l'expérience. Non pas que je croie que la part romanesque vienne ébranler l'authenticité en littérature. Comme tous les romanciers, j'ai déjà fait un large usage de ma vie dans mes livres, en la transmuant librement, en m'autorisant les déplacements et les condensations du rêve. Ici, je ne m'y apprête pas délibérément, mais je sais que, malgré moi, une mise en scène va s'installer. Elle a déjà commencé.

Un soir, nous avons organisé, chez nous, une fête où il était exclu de l'inviter, non seulement en raison de son état physique, mais aussi à cause du manque total de liberté psychologique où l'avait laissé, depuis plusieurs années, la progression de sa maladie. Je savais, en me disposant à une sorte de gaieté artificielle, que je risquais à ce point d'être dérangé par son appel que le risque n'en était même plus un : il était inévitable qu'il m'appelle.

Nous en étions arrivés à un stade de dépendance mutuelle tel qu'aucune autonomie ne nous était plus accordée. Aucun de mes déplacements ne lui était inconnu. Il était, le plus souvent, indifférent au contenu même de mes activités, aux conséquences de mes rencontres, à ma vie extérieure à lui, c'est-à-dire à ce qui échappait à sa maladie et à son métier.

Son métier tout entier, j'allais, d'ailleurs, le découvrir, était, en quelque sorte, une métaphore de sa maladie. L'angoisse qui entourait chacune de ses décisions dans le domaine professionnel était un sentiment analogique : un report de l'autre angoisse, plus profonde, plus « finale », dont je serais le témoin. Et c'est à travers le double métaphorique qu'était son métier par rapport à elle que je comprendrais sa maladie, dont me manquaient, pendant toute son évolution, tant d'indices, lorsqu'il me parlait, durant d'infinis téléphonages, de ses tracas, aussitôt traduits en symptômes, en syndromes.

Ce soir-là, avant même que n'arrivent les invités, il m'appela. Il faisait nuit. Nous nous étions parlé plusieurs fois dans la journée, comme tous les jours depuis des années. Il était faible, très malade. Ses « résultats » étaient mauvais, mais je n'en savais pas plus. Il disait que les chiffres étaient mauvais, comme des chiffres de vente, des « sorties » de livres : vocabulaire, notions, préoccupations qui nous étaient à l'un et à l'autre familiers. Bien sûr, il jouait de cette équivoque. Peut-être inconsciemment. À moins qu'il n'ait pensé qu'il était inutile d'éclairer davantage la traduction. Comment savoir la limite à partir de laquelle la situation pouvait être considérée comme dramatique ? Le savait-il lui-même ?

Il guettait dans ma voix l'inquiétude que suscitait l'annonce d'une très mauvaise nouvelle. Lorsque j'étais trop silencieux au bout du fil, il m'ordonnait de parler. Il vérifiait par mon silence l'étendue du désastre que représentait pour moi, comme pour d'autres de ses amis, la description de son mal, de ses maux multiples, imprévisibles.

Un jour, il crut entendre des pleurs. Non, je ne pleurais pas. Les pleurs viendraient plus tard. Je dirai quand sont venus les pleurs, comment ils se sont installés, selon quelle loi ils naissaient, puis comment ils ont tari. Je ne pleure plus. Mais quand il me demanda si je pleurais, j'appris qu'il me croyait tellement désespéré que j'aurais pu être plus épouvanté que lui.

La dernière année, lui aussi, il a pleuré. Il me le disait. Il disait : « J'ai chialé. » Car il utilisait volontiers un argot de lycéen, de ses années de lycée, de quatre ans plus tardives que les miennes. Ses résultats le faisaient chialer, la menace de sa cécité, puis la réalité de cette cécité. L'annonce d'un traitement, puis la réalité de ce traitement. La crainte d'une hospitalisation, puis la réalité de cette hospitalisation.

Ce soir-là, il me dit, comme avec triomphe et soulagement, qu'il avait une septicémie et qu'il devait être hospitalisé. Il avait été fatigué pendant toute la journée, mais il l'était depuis si longtemps que nous ne prenions plus au sérieux, ni lui ni moi, ses brèves améliorations. Il y avait moins de quinze jours qu'il était sorti de ce même hôpital où il retournait à présent.

Je tente de me souvenir du nombre de fois où il séjourna dans cet hôpital, mais je serais, à moins de tout raconter dans l'ordre où les événements se sont produits, inexact. S'il était encore vivant et si je le lui demandais, il me couperait avec sa sécheresse coutumière. « Arrête ! » Injonction suivie d'une plainte générique contre notre incompréhension à nous tous, ses amis qui le voyions mourir et l'interrogions comme s'il était deux : le malade et celui qui décrit la maladie. Car les amis d'un malade doivent apprendre qu'en face d'eux n'existe plus qu'un seul être humain, celui qui souffre. Et non pas, comme dans la vie saine, celui qui vit et celui qui se regarde vivre.

Mais sa décision de ne mettre dans le secret qu'un petit nombre de proches rendait difficile notre attitude. Puisqu'il avait résolu d'ignorer sa maladie avec les autres, nous avions, de temps en temps — et assez souvent pour être victimes à notre tour de cette illusion —, l'impression qu'il regardait sa maladie comme un phénomène objectif, sinon extérieur. Ce qui, de notre part et sans doute de la mienne en particulier, témoignait d'une absurde naïveté. Parce qu'il voulait maîtriser les signes extérieurs de son mal et l'interprétation publique qu'on pouvait en donner, nous croyions parfois qu'il maîtrisait l'évolution même de sa maladie et sa force de résistance.

Il était donc sorti depuis peu de l'hôpital où il s'apprêtait à retourner. Comme chacun, dans une crise violente dont la cause était jusqu'alors inconnue et à laquelle un médecin vient de donner un nom avec assurance, il éprouvait une sorte de réconfort. Et c'est d'une voix presque enjouée qu'il prononça le mot de septicémie, si alarmant qu'il ait pu être alors. Mais lorsque les mots de cécité, de tuberculose, de cancer, de pneumonie ont déjà été dits, et d'autres plus médicaux, plus complexes, plus effroyables pour quiconque soupçonnait la réalité biologique ou physiologique à laquelle ils correspondent, ce mot de septicémie pouvait être, à sa manière, rassurant.

Je l'avais plusieurs fois accompagné en voiture à l'hôpital — non pas pour les visites de contrôle, souvent nocturnes, auxquelles il se rendait seul en taxi, depuis qu'il s'était débarrassé de son auto qu'il ne parvenait plus à conduire, mais pour des séjours prolongés — et cette fois-ci, il décida d'aller tout seul dans cet endroit proche de chez moi et très distant de son appartement. Il avait appelé un taxi. Il me demanda seulement d'avertir son frère, ce qui me surprit un peu. Il pouvait très bien l'appeler lui-même, mais je devais comprendre plus tard qu'il avait craint alors de mal contrôler leur conversation. Il redoutait, avec son frère au bout du fil, d'être inquiété par l'inquiétude de quelqu'un auquel il était plus lié affectivement qu'avec moi. Je devais comprendre, plus tard aussi, qu'il se reposait sur moi, de plus en plus, à mesure que s'approchait sa mort et alors qu'elle allait régner avec une irréfutable évidence, parce qu'il comptait sur ma froideur et mon calme, peut-être même mon indifférence. Une indifférence qu'il savait toutefois assortie d'une disponibilité matérielle. Il se trompait sur ces deux caractéristiques de mon comportement. J'étais à la fois moins indifférent et moins disponible qu'il ne le croyait.

J'annonçai donc à son frère l'hospitalisation d'urgence, avec une précision et une sérénité que je voulais rassurantes. Je l'avais déjà appelé plusieurs fois, dans des circonstances semblables et sur le même ton : réconfortant et rationnel, pour décrire un état dramatique. Mais je faisais là ce qui était attendu de moi.

Après avoir raccroché, je me remis à la préparation de la soirée. Dès lors, tout pouvait se produire. L'énorme force de résistance dont il avait fait preuve depuis six ans, sa capacité à endurer les coups que représentaient un nouvel assaut du mal, un échec thérapeutique, un nouveau stade qu'il avait cru ne pas pouvoir surmonter et qu'il acceptait dans l'amoindrissement physique s'appuyait sur la connaissance médicale et sur les accommodements de sa volonté.

Une heure passa. C'était le moment prévu de l'arrivée des invités, quand il me rappela. Il m'ordonna de venir le chercher : il ne parvenait pas à obtenir de taxi. Il avait, bien entendu, oublié que j'attendais des amis. En partant, j'allais me comporter avec une muflerie d'autant plus grande que c'était un anniversaire que nous avions voulu chaleureux, simple, oublieux.

J'ai traversé Paris en voiture avec difficulté : c'était une heure de pointe et le boulevard Sébastopol que j'empruntais si souvent pour aller le voir était complètement bloqué. En injuriant les autres conducteurs, j'ai réussi à zigzaguer avec une rapidité qui m'a étonné quand j'ai regardé ma montre. Le boulevard Magenta était dans un état déconcertant : des poubelles avaient été renversées au centre, la chaussée était inondée comme après un déluge, des camionnettes de nettoyage circulaient lentement avec leurs lumières orange tournantes qui étoilaient les vitrines et les flaques de leurs reflets nerveux. Des éboueurs hurlaient comme ils le font le matin, par haine des dormeurs. Au loin, la place de la République paraissait barrée par des manifestants qui avançaient vers moi, en direction de la gare de l'Est.

Il était calme, chez lui. Il avait fait ses bagages, légers par superstition. À la dernière hospitalisation, de même, il n'avait presque rien emporté et m'en avait voulu quand, bien obligé de lui apporter du linge de rechange, j'étais arrivé dans sa chambre trop chargé. Il avait vu dans la quantité de pyjamas le signe de mon pessimisme. J'étais égoïstement agacé de constater qu'il s'obstinait à prévoir un trop bref séjour, car je serais contraint de revenir chercher ses vêtements.

Il avait rappelé lui-même son frère. En quittant son appartement, malgré sa fièvre et sa faiblesse, il ne paraissait pas angoissé comme il l'avait été si souvent. Peut-être sa faiblesse et sa fièvre précisément le calmaient-elles. Je lui ai annoncé que nous ne pourrions pas traverser la place de la République qui était normalement sur le chemin de l'hôpital. C'était même pour cette raison qu'il n'avait pu obtenir de taxi. Avec son autorité et son réalisme matériel habituels, il m'indiqua un détour qui nous permit d'échapper aux manifestants.

Lui qui avait été si prévoyant un an auparavant en s'abonnant à une compagnie de taxis avait négligé de renouveler son abonnement quand l'aggravation continue de son état aurait au contraire exigé cette précaution constante. Et il refusait de faire appel à une ambulance. Par discrétion, à l'égard de ses voisins qui, en réalité, le savaient tous malade. Par économie, alors qu'il était bien entendu entièrement remboursé en cas d'urgence. Il avait dû, c'est vrai, récemment payer la course quand une ambulance l'avait raccompagné d'une visite à l'hôpital : c'était à la suite d'un malentendu qui l'avait mis en fureur.

Ce n'était donc pas la première fois que je le conduisais à l'hôpital, mais c'était la première fois dans ces conditions, la nuit. Il pouvait à peine se déplacer : quelques pas l'épuisaient. Il s'arrêtait sur le trottoir et quand je ne réglais pas mon pas sur le sien, il m'engueulait. Ce soir-là, je réglai mon pas sur le sien.

J'essayai de ne pas conduire nerveusement, malgré les embouteillages et ma tension. Je pensais à ma soirée gâchée. J'y pensais d'autant plus que je savais que lui-même n'y avait pas pensé un seul instant, que rien n'aurait su l'arrêter dans son appel, dans sa volonté que je sois avec lui au moment où il entrait à l'hôpital pour la dernière fois.

On nous laissa pénétrer dans l'enceinte en voiture. Le parking était vide. Je connaissais l'endroit : je savais où il allait en consultation de jour, de nuit, l'emplacement du bureau de son médecin, des infirmières, de l'administration, des services qu'il aimait et de ceux qu'il n'aimait pas, de l'hôpital de jour, des ailes suspectes et des ailes sympathiques. Je lui avais rendu visite déjà si souvent dans ce labyrinthe.

Il aimait le bâtiment italien, le plus récent, construit à la suite d'on ne sait quel accord international, à l'intention des malades italiens, des malades du cœur. Le reste de l'hôpital datait des années trente. Il était en briques, sombre, délabré, étriqué. La partie italienne paraissait lumineuse. Il y avait séjourné pendant l'été et s'en était d'abord accommodé, puis il avait pris la chambre en grippe.

Dès que nous avons franchi la porte de verre, des sourires nous ont accueillis. Il était près de dix heures du soir. Un homme qui dépassait les autres d'une tête nous vit, lui aussi, entrer et lui adressa un salut de la main. « C'est lui », me dit-il.

Ce n'était pas la première fois que la comparaison me venait à l'esprit et, du reste, je l'avais lue formulée par d'autres : j'avais l'impression d'entrer en contact avec un réseau de résistance, ainsi, en pleine nuit, au rez-de-chaussée d'un hôpital banalisé de Paris. Nous avions traversé la ville dans des conditions difficiles, nous avions dû contourner les grands axes bloqués par des manifestants. Il m'avait appelé en urgence. J'avais dû, en quelque sorte, rompre avec la « vie civile » pour le rejoindre et le conduire.

Il m'avait souvent parlé, évidemment, de ces consultations nocturnes et parfois il passait chez nous en sortant, puisque l'hôpital n'était pas loin de mon quartier. Mais je n'avais pas imaginé qu'il y régnait ce type d'atmosphère cordiale et clandestine à la fois. Les médecins et les infirmiers avaient abandonné leurs blouses et recevaient les malades d'abord ensemble dans une salle commune, comme pour montrer que la lutte devait s'organiser avec concertation : c'était un mal collectif qui réclamait des mesures radicales, globales avant que l'on n'affine la stratégie au cas par cas. Bien sûr, chaque malade exigeait d'être traité comme un individu : il ne s'agissait pas de transformer en caserne un hôpital qui y avait déjà une propension naturelle. C'était seulement l'idée que dans la nuit les cloisons entre les malades et entre les malades et les médecins pouvaient tomber. La nuit, aussi, permettait aux malades de continuer à vivre le jour. La nuit enfin arrêtait le cours du temps.

Il était embarrassé par ma présence parce que, avec une délicatesse peu coutumière de sa personnalité volontiers brutale, une délicatesse de malade à l'égard d'un ami en bonne santé, il voulait m'épargner une intimité qui était pourtant devenue depuis plusieurs mois une nécessité. Il était sans doute aussi embarrassé de me présenter son médecin dans des circonstances qui auraient pu m'apparaître comme impersonnelles, puisqu'il était au milieu d'autres malades — qui, je m'en aperçus immédiatement, étaient moins gravement atteints que lui. Il était épuisé et dut s'asseoir tout de suite sur une banquette.

Une jeune femme qui le connaissait bien semble-t-il, pour l'avoir vu simplement venir régulièrement à ces séances, s'assit naturellement à côté de lui et lui parla d'une façon anodine et chaleureuse. Il la rabroua sèchement. Il voulait n'avoir pour interlocuteur que son médecin : il était agacé qu'il ne soit pas venu vers lui immédiatement. Il se radoucit en constatant que la malheureuse, tout d'abord stupéfaite par sa violence, s'était ressaisie et contrainte à maintenir son sourire. Sans être découragée par cette attitude qui ne devait pas être rare (peut-être néanmoins exceptionnelle avec une telle virulence), elle lui proposa des crêpes. Cette offre incongrue dans cette situation le surprit à son tour. J'étais moi-même étonné. Il sourit enfin et accepta, déconcerté par l'égalité d'humeur qui avait répondu à sa nervosité. Il avait faim et malgré sa fébrilité mangea la crêpe.

Le médecin vint vers nous. Il avait un ton élégant, presque mondain. Je dus lui être présenté. Non, nous n'oubliions pas les circonstances de ces présentations. Manifestement, il ne connaissait pas mon existence : il ignorait que j'étais un ami assez proche pour être présent au moment de cette crise qui allait être la dernière.

Il le comprit donc en cet instant. Comme je compris, en voyant son visage, son regard, et en entendant la tonalité particulière de sa voix, retenue et aisée, avec un léger sourire qui l'éclairait continuellement, la complexité du rapport qui pouvait les réunir tous deux, le malade et le médecin.

Il avait — sans que je m'en sois aperçu dans la précipitation de notre traversée de Paris — apporté des livres qu'il lui offrit sur-le-champ. Le médecin les saisit sans étonnement. Ce genre de geste devait leur être habituel. Ils parlèrent littérature très rapidement, en riant, comme dans un cocktail. Parler littérature est beaucoup dire : c'étaient des noms prononcés avec complicité, mais, en l'occurrence, c'est ce qu'il fallait. Établir une complicité qui l'arrachât à la fatalité médicale qui l'avait conduit ici, ce soir-là.

Une réminiscence plus personnelle me vint pendant qu'ils conversaient : je pensai aux répétitions théâtrales qui, dans mon adolescence, me faisaient découvrir le lycée sous un autre jour. Salles de classe vides, couloir tout à nous, ordre social soudain perverti. C'était aussi ce jeu qu'avait inventé le médecin avec son équipe médicale. La rigidité artificielle de la consultation diurne était alors muée avec la nuit : horaires distendus, espace — si l'on peut dire — dénaturé, hiérarchies annulées. Certes, c'était aux dépens de l'intimité. Et il était pénible, probablement aussi humiliant, de voir la dégradation de son corps confrontée à celle des autres. Mais le médecin espérait que cet amour-propre indivi-duel serait conjuré non pas par l'impudeur ou l'indif-férence, plutôt par une forme de sacrifice collectif, de combativité commune. Du reste, parfois, à minuit ou plus tard, ils allaient manger ensemble, comme des comédiens après une représentation, ou, précisément, une répétition. Cette métaphore de la répétition est plus exacte, puisqu'ils se préparaient aux derniers moments.

En me regardant comme je le regardais, le médecin savait que j'allais désormais être son interlocuteur et que ce soir-là si j'avais accompagné mon ami à l'hôpital, c'était aussi lui qui m'y avait accompagné, sachant l'heure venue de m'envoyer en éclaireur, en interprète, de lancer un pont vers la mort. Car le médecin était, malgré lui, en train de cesser d'être celui qui soigne, pour devenir le messager de la mort. J'étais intronisé pour dialoguer avec elle, à travers lui.

Une sorte d'ordonnance fut dépêchée à nos côtés, comme sur un champ de bataille, nous escortant entre deux zones de combat. Le médecin nous dit que nous étions attendus par Angelica. Je ne romance pas : elle portait ce nom venu des croisades. C'était, bien entendu, une infirmière avertie de cette hospitalisation d'urgence. Rien de plus prosaïque en somme. C'était une Noire aux cheveux gris et ras, au sourire total et rectangulaire de cantatrice. Elle accueille sa venue comme une grande joie, mais peut-être est-ce de ma part une interprétation erronée.

Elle nous dirige dans les couloirs avec une grâce d'hôtesse bien élevée, se retournant de temps en temps vers lui comme pour lui demander s'il a fait un bon voyage. Elle ne prononce pas ces mots, mais ce sont des mots que son visage d'une parfaite beauté nous dit.

Il y a, ce soir-là, une concentration insolite de beauté, de soin dans l'habillement, de distinction artificielle dans l'élocution, de douceur dans les gestes. La nuit nous ouvre les routes dans l'hôpital.

J'ai lu et même traduit de nombreux livres qui se déroulent dans un hôpital (livres drôles, graves, roses, métaphoriques, naturalistes, scientifiques, policiers) : leurs descriptions ne renvoyaient dans mon esprit qu'à peu de chose. Or, en suivant l'élégante Angelica qui nous décoche son sourire photogénique, je comprends vaguement mais rapidement que c'est là la vision qu'un écrivain — qu'il soit médiocre ou génial, artisanal, occasionnel, payé à la ligne ou libre de son imagination, asservi aux contraintes d'une narration réaliste, destinée à un public paresseux, ou décidé à établir lui-même les règles sur lesquelles tiendra, stable ou vacillant, son monde romanesque — a de la vie hospitalière. Cette vision propre, rapide, abstraite, c'est-à-dire nettoyée de tous les éléments que son style — conventionnel ou inventif — ne parvient pas à maîtriser. On le sait, ce sont les écrivains dits réalistes qui se satisfont le plus aisément des à-peu-près des normes abstraites de la narration : quelques indices de réel, qui ne sont pas le réel lui-même, leur suffisent. Dialogues hâtifs et faux parce que sommés de donner des informations condensées sur la situation et la psychologie des personnages. Éléments de décor signalés eux aussi par des sortes de figurines représentatives. Bref, on se promène dans une maquette ou, pour emprunter un terme aux jeux vidéo, une simulation. La nuit, donc, nettoie considérablement le jour.

De part et d'autre du couloir vide, les malades, pour la plupart, se taisent, acceptent d'accorder une trêve à leur douleur, à leur rapport au monde, aux infirmières, même si c'est pour nouer en eux de multiples écheveaux d'angoisse, au matin inextricables. Mais ils font abstraction d'eux-mêmes : ils font ce cadeau à la vie hospitalière. Nous verrons à quel prix. Pas d'autre bruit que le claquement de ces absurdes savates de bois suédoises ici chaussées par la quasi-totalité du personnel. Pas d'autres personnages que l'estafette blondinette à anneau d'or à l'oreille, qui nous sourit de son sourire d'enfant trop tôt conduit dans le monde des adultes et qu'Angelica qui se déhanche malgré elle en nous devançant sur le Gerflex miroitant.

Dans la chambre immense à deux lits nous attend une assistante d'Angelica, elle aussi africaine. Mon sentiment d'être non pas dans la réalité, mais dans son simulacre libéré des éléments, si je puis dire, inopérants, non significatifs, inutiles, a, je m'en aperçois alors, une cause assez simple : chacun le regarde, lui, et non pas moi. Il est le destinataire unique des signes de la réalité. Je ne suis qu'un observateur d'un monde qui ne s'adresse pas à moi et qui, au fond, ne me concerne pas.

Je sais que mon rôle est de rectifier le filtrage auquel chacun avec lui se croit forcé de procéder. Je sais qu'il commentera avec moi les scènes dont j'ai été le témoin et que ma présence à ses côtés aura désormais cette fonction : réinterpréter avec lui, traduire avec lui la langue déjà traduite de l'hôpital. Car toute information, médicale ou quotidienne, est dorénavant soumise à une dramatisation ou à un affadissement. Chaque parole et chaque geste sont devant lui affectés. Il le sait, s'en méfie et m'a convoqué pour que je l'aide à redresser ce miroir gondolé. Il faut lutter pour dénuder un noyau de vérité première.

Le petit éclaireur blond avec sa gentillesse de

commande et sa joliesse attendue l'exaspère. Il a la panoplie de membre irréprochable de la communauté gaie : cheveux en brosse, boucle d'or, jean moulant, voix traînante. Je sais que ces signes de reconnaissance, oui, l'amusent et l'agacent, mais il ne manifeste pas autrement que par une indisposition générale ce sentiment. L'estafette propose de s'occuper lui-même de l'admission. Excellente idée : je m'en suis chargé déjà si souvent que, pour une fois, je déclarerais volontiers forfait, parce que je suis ridiculement humilié d'être reconnu, comme un récidiviste incapable de renoncer à ses mauvais penchants, comme un cleptomane, un alcoolique, un drogué que plus rien ne désintoxique.

Il faut confier les papiers à l'estafette. Drame. Il refuse catégoriquement de donner sa carte d'identité. Je proteste. Inutile de protester, il s'obstine. Je ne proteste plus, parce que je sais pourquoi il refuse de confier sa carte d'identité à l'estafette. Il a perdu, un mois plus tôt, son portefeuille dans un taxi et il a dû faire refaire intégralement ses papiers. Il avait alors dit qu'il avait été dépossédé de son identité, sentiment commun dans une pareille situation, mais, dans son cas, ressenti avec plus d'acuité, parce qu'il a dû se faire photographier. Il pouvait jusque-là se reposer sur son image ancienne : c'était là son vrai visage. Il lui a été littéralement volé. Il a été obligé de fixer à jamais les traits de la maladie qui l'a défiguré.

Ni l'estafette ni Angelica ni l'assistante ne protestent. Elles parlent, me laissent seul avec lui dans la chambre immense. Nous sommes dans le bâtiment italien qu'il n'aime plus, mais dans une autre aile. Il ne connaissait pas Angelica. Je range ses vêtements dans les armoires. Il s'inquiète pour l'argent. Il me demande de vérifier la somme, l'emplacement : je les lui dis ou plutôt les lui confirme. Il a toujours su avec exactitude ce qu'il possédait. La perte de ses cartes de crédit l'a rendu pointilleux et angoissé sur cette question aussi. L'argent est pour lui, comme pour tant de malades, d'insomniaques, de dépressifs, le dernier lien à la vie fluide, la vie extérieure qui suit son cours imperturbable. Combien de fois, moi-même, me suis-je réveillé le cœur battant après un cauchemar et inexplicablement les pensées fixées sur un chéquier que je croyais égaré, une facture à régler, un chèque attendu ? Parce que l'argent n'est rien, qu'il n'est qu'une valeur d'échange, une contremarque, nous lui attribuons un pouvoir démesuré quand plus rien ne nous rattache au monde des autres, des relations humaines, sociales, sentimentales. C'est alors le seul fantôme auquel nous ne demandons plus de preuve de son existence, mais dont nous croyons, avec une foi aveugle, qu'il règne et tantôt nous protège tantôt nous menace.

Je compte donc devant lui les billets, lui fournis les chiffres. Ce petit dialogue est aussi une marque de confiance, de lui à moi, une marque d'intimité. Je sais assez précisément le montant de son compte en banque, de son salaire, de ce dont il dispose. Dans ce domaine, rien ne devrait l'inquiéter. Mais tout l'inquiète et c'est, bien sûr, devenu une habitude de savoir que ce qui se compte peut diminuer et augmenter.

J'ai eu probablement et même assurément tort de laisser entendre que je jugeais avec mépris l'estafette, et que j'exprimais une réprobation sur son apparence et sa diligence. Moi-même, en dehors de ce milieu hospitalier (et je le constaterai aussi à l'intérieur de ce milieu), comment pouvais-je être jugé ? Pour ceux qui me voyaient avec lui, je partageais sa vie. J'étais préoccupé par cette interprétation. Je craignais de paraître indifférent à la crise effroyable qu'il traversait. Mais je ne pouvais expliquer à tous ce qu'il en était. Il était à présent gêné d'avoir lui aussi manqué de prévenance à l'égard de ce pauvre garçon bénévole, comme avec la dame aux crêpes. Comment faire comprendre que l'entraide parfois pèse, quand si souvent on l'exige ?

En tout cas, ils avaient disparu de notre champ, l'estafette et la dame aux crêpes, et n'y reparaîtraient plus, puisqu'il ne serait plus jamais accueilli aux consultations nocturnes. Nous étions donc seuls, lui et moi, dans la chambre. Il s'agitait dans la mesure où son peu de force le lui permettait, il vérifiait la propreté de la salle de bains. Il voulait se laver la tête tout de suite. Il commença à le faire. Ses cheveux avaient repoussé depuis l'automne où il les avait tous perdus, mais il continuait de vouloir porter une perruque.

Une infirmière nouvelle fit son entrée au moment où il se séchait la tête et elle lui récita la liste longue des médicaments qui avaient été ordonnés par le médecin. Il prit la liste et la lut, constatant que manquait un calmant. L'infirmière était embarrassée. Le service où il avait été admis ne faisait pas un usage fréquent de ce médicament : elle allait toutefois essayer de s'en procurer ailleurs. C'est la seule fois où je vis cette débrouillarde, mais j'avais déjà une expérience suffisante des hôpitaux en sa compagnie pour savoir que ce genre d'initiative était exceptionnel, la plupart des infirmières refusant de s'écarter des prescriptions écrites dans la crainte de faire un faux pas. Celle-ci estima inutile de se méfier de lui et revint avec le calmant au bout de quelques minutes. Elle était intelligente et le voyait souffrir.

Je repousse le plus longtemps possible le moment où je serai contraint de décrire avec exactitude sa maladie et ses souffrances. L'instant viendra où je ne pourrai faire autrement. À présent que son appartement est vidé des innombrables flacons, tubes, bouteilles, boîtes, caisses, cartons de pharmacie, je me crois autorisé à considérer maladie et traitement comme des notions abstraites. Mais c'est que je céderais à la paresse, à la facilité et qu'au fond à ma manière j'imiterais une partie du personnel médical qui agit formellement avec les médicaments, en voulant ignorer ce que cache ou du moins implique un nom, l'apparition d'une prescription ou son abandon. L'application des ordres du chef de service est formelle : cela signifie qu'il est exclu non seulement de les mettre en cause, mais d'en fournir une interprétation. Et pourtant, statistiquement, il ne doit pas être compliqué de déduire de l'apparition d'un médicament l'évolution de la maladie et la brièveté d'une échéance. Mais ce sont des conclusions qu'il est interdit de tirer.

En l'occurrence, on abandonnait provisoirement avec lui le traitement de la maladie qui était en train de détruire sa vue, pour lui administrer massivement des antibiotiques, avant même de déterminer de manière certaine la cause de son infection généralisée. Chaque modification thérapeutique avait des conséquences sur son rythme de vie et, bien sûr, sur le délabrement de son corps. Il y avait déjà plusieurs mois qu'on ne pouvait plus lutter sur tous les fronts et que l'on alternait habilement les derniers traitements : les poumons, les yeux, le cerveau et bien sûr le sang. Tels étaient les quatre fronts. Les yeux étaient attaqués depuis plus d'un an, les poumons avaient été atteints sans doute plusieurs années auparavant, mais la plus grave crise avait eu lieu l'été précédent, juste avant que son cerveau ne soit infecté. Plusieurs anomalies s'étaient déclarées dans son corps : dans son ventre, dans sa gorge, sur sa peau. Chacun de ces dysfonctionnements avait un nom. Chacun faisait l'objet de recherches dans les principaux pays du monde, dans les laboratoires, dans les hôpitaux. Les résultats étaient confrontés dans les congrès.

Il avait les côtes brisées. Sa respiration était devenue si difficile à cause de la progression du mal dans ses poumons qu'on lui avait conseillé des manipulations de kinésithérapeute. Il s'y était soumis. Le kinésithérapeute avait été trop violent et, en appuyant sur sa poitrine pour l'aider à expirer, lui avait cassé les os.

Là, dans sa chambre, pour réclamer le seul calmant qui le soulageait de ses douleurs costales, il avait dit à l'estafette, aux infirmières, à Angelica : « J'ai les côtes brisées. » Personne n'avait été étonné de cette information, car plus rien, concernant cette maladie, ne pouvait étonner. Il avait prononcé ces mots : « J'ai les côtes brisées », sur un ton de reproche qui nous était adressé, comme si nous tous avions été coupables de cette nouvelle manifestation du mal.

Ce soir-là, il pouvait encore marcher, parler en marchant. C'est la dernière fois où je l'ai vu marcher et parler en même temps.

Je l'ai alors quitté. Je lui ai dit au revoir sur ce ton naturellement un peu dur qu'il m'avait conduit à prendre avec lui. Mais ce doit être le ton que l'on prend malgré soi avec ses proches, un ton familial qui ne s'embarrasse pas de précautions, à un moment pourtant où les précautions sont une telle nécessité. Je l'ai laissé un peu brutalement. Il était si souvent brutal avec moi, que je pensais qu'il ne s'apercevrait même pas de ma brutalité. Je me disais que j'appelais brutalité un comportement qui peut-être pour lui n'était que naturel.

Brutalité, violence : notions qui ont inspiré tant de raisonnements raffinés sur la politique, la diplomatie et, cela va de soi, la guerre. J'aurais aimé pouvoir avec lui arrêter le temps pour analyser ces concepts. Mais c'était trop tard. Les longues plages de temps que nous avions, moi à son chevet et lui à demi assoupi, sa main dans la mienne quand il réclamait ce geste, nous ne pourrions plus les utiliser à disséquer la parole, la conscience, l'intelligence dont l'homme dispose pour comprendre ce qui lui arrive. Nous aurions beau réfléchir tous deux en silence, nous ne parviendrions jamais à donner une forme orale cohérente à nos réflexions, alors que, malgré tout, nous y étions parvenus autrefois, dans nos interminables téléphonages, ceux du matin et de sept heures du soir.

Je revins donc chez moi où la soirée avait commencé sans moi. Il n'avait été question que de lui en mon absence. On m'avait gardé mes parts de plat, on m'avait attendu pour sabler le champagne.

J'étais moins seul et j'étais plus seul. Moins seul parce que je pouvais enfin parler et décrire tout ce qui s'était passé : les poubelles renversées du boulevard Magenta, le médecin élégant dans la nuit comme un chef de réseau de résistance, la belle Angelica et son sourire de cantatrice crispée et triomphante, l'éclaireur blond et diligent avec son anneau d'or, l'infirmière débrouillarde. J'étais plus seul parce que je me contentais de décrire. Que désormais je ne pourrais plus rien d'autre : voir et décrire. Et, où que j'aille, quoi que je fasse, j'apporterais ce message de mort. Comme les infirmières sortant de l'hôpital, comme les médecins. C'était ce dont il m'avait chargé. C'est ce qu'avaient compris les invités et celui que l'on fêtait. Un mourant vous salue. Et maintenant riez ! Et maintenant vivez !

Je profite de la nuit qui suivit, nuit glacée qui préludait à des jours terribles, pour suspendre le temps. L'habitude, la répétition peuvent être d'excellents moyens de suspendre le temps. Selon deux procédés et avec deux effets presque contraires : la répétition peut révéler, par la réminiscence fortuite, une sensation du passé maintenue intacte et donc rendue à elle-même, indépendamment des circonstances passées et présentes et des années écoulées ; la répétition peut aussi élimer, raboter, affadir, émousser les sensations : l'angoisse que l'on a autrefois éprouvée se répète si souvent à fréquenter le lieu ou les personnes qui l'ont suscitée qu'elle finit par se dissiper dans un simple voile de malaise. Ainsi s'explique que survivent dans les milieux étriqués, les villages, les villes de province, les quartiers, les endroits professionnels, ceux qui se sont haïs ou craints, ceux qui se sont nui. L'habitude détruit comme de l'acide le ferait les ferments malveillants et les germes d'anxiété. L'habitude et la répétition peuvent être prescrites comme d'excellentes médications : c'est le principe de la vie bourgeoise et de l'ordre social. La cause n'est pas extirpée, mais ensevelie.

Depuis que je le savais contaminé, puis atteint, enfin gravement malade, j'avais eu recours, comme n'importe quel petit bourgeois le fait dans sa quête systématique et consciente de planche de salut, à l'habitude. Et je m'en aperçois à présent que je raconte cette soirée : ce n'était pas la première fois que je l'accompagnais à l'hôpital et la répétition même du trajet et des gestes, une répétition évidemment prévue, créait en moi un sentiment ambigu de fatalisme et de soulagement. Cette liberté qui nous était ôtée par le cours de la maladie, l'ordre des traitements, les prévisions de l'évolution, c'était aussi un repos.

Il avait refusé l'hôpital, puis l'avait accepté et même recherché. Et ce n'est qu'à partir du moment où commença l'enchaînement des séjours en hôpital, des retours chez lui, des retours à l'hôpital, que je fus mis par lui complètement au courant des stratégies médicales. Il avait dit aux amis avec lesquels il était en liaison téléphonique quotidienne qu'il n'admettrait jamais une médicalisation à outrance, un maintien en vie en milieu hospitalier. Il avait en revanche une certaine sympathie pour une partie de l'hôpital que l'on appelle l'hôpital de jour. C'était là qu'il subissait une fois par mois depuis plus d'un an à ma connaissance, mais peut-être davantage, ses cures de chimiothérapie. Par la fenêtre de la chambre, il voyait l'entrée de l'hôpital, c'est-à-dire la sortie. Le bureau de son médecin et celui de la secrétaire du médecin étaient tout proches, à quelques mètres, au bout du couloir. Il s'y sentait protégé et aimé.

Comme je l'ai déjà dit, je ne l'ai jamais conduit moi-même à l'hôpital de jour : il s'y rendait seul, en taxi. Il en revenait seul aussi, en taxi. Jamais en ambulance, sauf une fois, malheureuse. Et la plupart du temps, il allait à son bureau, après ces séances épuisantes que réclamait la dégradation progressive de sa capacité pulmonaire, rongée par un cancer.

C'est, je crois, au printemps de l'année précédant sa mort que je l'ai conduit pour la première fois à l'hôpital. J'avais encore une vieille voiture branlante à la suspension défoncée. Était-ce plus tôt encore ? Près d'un an avant sa dernière hospitalisation. Il souffrait donc déjà beaucoup. Nerveux comme toujours, il me demandait de conduire lentement, de ne pas freiner brusquement, de ne pas donner de coup de volant. Mais comment éviter les soubresauts à Paris, surtout dans une vieille 4L ?

Malgré son inconfort, cette voiture lui plaisait parce qu'il avait traversé toute la Bretagne dans une 4L semblable avec son ami. De cette première fois où je l'ai conduit à l'hôpital, je n'ai qu'un souvenir confus. Ai-je attendu pendant une consultation ? Non. Nous avons marché tous deux dans les couloirs. Il était connu des infirmiers, des surveillantes, des internes qui le saluaient par son nom, comme un ami qui leur faisait la gentillesse d'une visite inattendue et bienvenue.

Maintenant je me souviens. Sur le chemin, il a voulu

s'arrêter pour acheter des pantoufles. C'était donc bien sa première hospitalisation. Il avait encore la force d'entrer seul dans un magasin. Il avait encore la force de faire lui-même son admission, c'est-à-dire de patienter dans une salle d'attente, de fournir lui-même les renseignements, de tendre ses papiers. J'étais donc à côté de lui pour sa première admission. Il avait déjà communiqué aux services de l'hospitalisation à domicile mon nom et celui de deux autres amis écrivains. Tout était prévu, préparé.

Nous avons dû attendre que sa chambre soit prête. Il pouvait encore rester immobile une demi-heure dans un couloir. La chambre était empruntée à un autre service, de malades des reins. Il était furieux de ne pas être admis dans celui de sa maladie, bien qu'on lui eût fait, en quelque sorte, une faveur de l'admettre malgré l'absence de place. La pièce était pourtant lumineuse et spacieuse, avec, ce qui est rare dans un hôpital, une double porte complètement close qui l'isolait du couloir. Mais il s'y sentait seul, abandonné, mis à l'écart, éloigné du giron médical auquel il était habitué. Les infirmières — qui, en effet, dépendaient du service des maladies rénales — n'étaient pas informées précisément sur sa maladie, prétendait-il. Les internes et le médecin étaient, bien entendu, ceux auxquels il avait toujours eu affaire.

Ce n'était pas, à vrai dire, un hasard : je devais apprendre plus tard qu'en réalité son médecin avait lui-même choisi d'accoler son propre service à cette aile d'où il venait. Il avait, avant l'apparition de cette épidémie, appartenu à l'équipe des maladies rénales.

Mon vocabulaire est vague et le demeurera. Je l'ai déjà dit : il me renseignait encore peu sur ses traitements, employant très rarement les termes scientifiques exacts, sauf s'ils lui échappaient ou s'il n'y avait vraiment aucun autre moyen de désigner un stade de sa maladie et une thérapeutique. Je manifestais, moi-même, une grande résistance à ces mots spécialisés et, si l'on excepte les derniers jours et les semaines qui ont suivi sa mort, et où j'ai dû parler à beaucoup de nos amis communs des circonstances de cette mort, j'ai toujours répugné à les utiliser, parce que je les maîtrisais très mal.

Je le voyais et il se voyait pour la première fois dans une chambre d'hôpital où il passerait plusieurs jours. Dès les premières allées et venues des aides-soignantes dont la bienveillance appuyée signalait qu'elles savaient avoir affaire à un malade particulier — de quoi les avait-on prévenues ? —, il manifesta son exaspération. À chacune il demandait de se présenter. « J'ai un nom, vous le connaissez, je ne connais pas le vôtre », leur disait-il immanquablement.

Elles étaient surprises par la sécheresse de son ton qui m'indisposait moi aussi. Selon leur tempérament et leur intelligence, selon leur expérience de l'humeur des malades, selon leur propre contrôle, elles répondaient en riant ou avec un air pincé et buté. La situation était certes embarrassante pour moi, qui craignais qu'une simple prise de contact ne dégénérât immédiatement en querelle, mais je n'avais pas mon mot à dire : c'est lui qui le jour, la nuit ferait appel à elles. Il fallait qu'il sache aussitôt ce qu'elles étaient prêtes à accepter de lui. Il se présentait tout de suite sous son mauvais jour.

Il était inquiet d'être entre des mains inconnues, dans un service qui ne lui était pas familier. Il avait l'impression qu'on l'avait relégué loin du cœur de cet hôpital, le bureau de son médecin, qui n'était pourtant qu'à l'entrée du couloir. Il avait peur que les infirmières ne soient pas assez bien informées sur le risque de contagion, sur les précautions hygiéniques à prendre avec lui. Sur un tableau, une des aides-soignantes, qui avait perçu son angoisse, écrivit le nom et l'horaire de chaque infirmière et de chaque aide-soignante qui s'occuperait de lui.

On frappa à la porte. C'était une femme grise et métallique : toute de gris vêtue avec des lunettes cerclées de métal, et visible, la racine de ses cheveux tirés en arrière et retenus dans un turban atroce de religieuse. C'était une bonne sœur, une visiteuse d'hôpital, au sourire glacé de catholique aigrie. Pauvre femme porteuse de mauvaise nouvelle et de mort. Il la repoussa aussitôt. Elle s'incrustait par ses protestations mêmes de bonnes intentions.

Catholiques envahissants, acceptez une bonne fois pour toutes l'idée que vous n'êtes pas aimés ni même supportés. Votre compassion n'est d'aucun secours, elle pousse les mourants dans la mort un pas trop tôt. Chacune de vos paroles de réconfort enlève un soutènement à l'échafaudage qu'ils se sont laborieusement construit. Vous croyez apporter votre force et vous les sapez avec votre faiblesse. Vous croyez de votre main de cadavre caresser une épaule et vous enfoncez une lame de cristal tranchant dans la chair. Vos soupirs sont des découragements, votre appel au courage est une incitation au désespoir, votre conversation est la préfiguration du dernier silence.

« Je ne reste qu'avec ceux qui ont besoin de moi », dit la bonne sœur. Elle était vieille, avec un charmant accent du Midi qui pouvait séduire. Elle ne nous séduisit ni par sa vieillesse ni par son accent. Elle s'en rendit compte et son crucifix de fer battant sur sa poitrine grise et plate, elle prit la fuite. Elle laissait derrière elle un courant d'air polaire et moisi. Elle semait le désastre. « Eh bien, nous n'avons pas besoin de vous, vous le voyez », lui avait-il répondu. Que de batailles à mener, désormais, pour conserver son identité. Nous vous accueillons dans la communauté des mourants, semblait-elle dire.

Pourquoi était-il hospitalisé ce jour-là ? Parce qu'il avait besoin d'une chimiothérapie intensive. Le cancer progressait trop vite.

Je le laissai après cette lugubre visite et lorsque je revins, il avait regagné le service de son médecin.

C'était une petite chambre dont la porte de verre donnait directement sur le couloir. En passant, médecins et infirmières le voyaient. Il n'avait plus aucune intimité, mais, se sentant en territoire ami, il tolérait l'impudeur à laquelle la disposition architecturale le contraignait.

L'isolation était aussi inefficace que l'isolement. De la chambre contiguë parvenaient des hurlements de télévision. J'allai, sur son ordre, me plaindre. En ouvrant la porte, je vis une jeune femme chauve dans un lit et, à son chevet, un jeune homme, surpris de mon intrusion, mais acceptant de bonne grâce mes reproches. La jeune femme avait la même maladie que lui et avait subi le traitement qu'il allait subir.

Bien qu'il ait toujours pris soin de dissimuler chez lui le matériel médical, j'étais allé trop souvent lui rendre visite pour ne l'avoir pas surpris avec une perfusion. Depuis deux ans maintenant, il avait une perfusion de plusieurs heures tous les matins, cinq jours par semaine. Nous étions cinq ou six à le savoir, mais le reste de ses connaissances l'ignorait. J'étais moi-même ennuyé de devoir garder ce secret, parce que cela faussait mes relations avec nos amis communs : je savais que la discipline à laquelle il se soumettait expliquait certains traits de son comportement dans sa vie professionnelle. Cette explication, je devais la taire.

C'est durant ces longues perfusions qu'il me téléphonait, le matin, et qu'il continuait à exercer son métier. L'appareillage de l'hôpital n'était donc une nouveauté ni pour lui ni pour moi. Ce qui était une nouveauté, c'était le rythme astreignant des repas, des examens, des visites.

Son autre ami écrivain et moi, nous avons été étonnés de le voir préférer cette chambre sombre, exiguë et bruyante à la première, spacieuse, qui lui avait été attribuée. Nous nous retrouvions fréquemment tous les trois ensemble, dans ce cagibi vétuste, cherchant maladroitement un ton commun qui ne soit ni désinvolte ni grave.

Ce trio, nous l'avons longtemps maintenu. Je nous revois disposés de manière à peu près fixe ou avec d'infimes variations, tantôt moi assis dans le grand fauteuil à son chevet et son autre ami écrivain au pied du lit, sur un tabouret ou une chaise, tantôt le contraire, selon notre ordre d'arrivée.

Nous parlions d'édition, de journalisme, de littérature. Nous avions nos bêtes noires. Nous savions qui il détestait, qui il aimait bien. Il suffisait de lancer un nom et nos commérages commençaient. C'étaient des propos superficiels et répétitifs comme peuvent en avoir des amis qui se parlent quotidiennement et ne se cachent à peu près rien de leur vie matérielle et intime.

Lors de ce premier séjour à l'hôpital, je n'ai pour ma part posé aucune question aux internes et aux infirmières et je ne voyais toujours pas son médecin, puisque, comme je l'ai écrit, je ne devais faire sa connaissance que beaucoup plus tard, lorsque j'ai découvert les consultations nocturnes.

Quand les infirmières entraient, pour une piqûre, pour une prise de sang, quand les internes entraient pour l'examiner et lui parler, je sortais. Ils ne me disaient rien, sinon : « Vous pouvez rentrer. » Qui étais-je pour eux ? Quelle était cette présence muette, inutile près de lui ? Bien entendu, je l'interrogeais, lui, mais avec gêne et discrétion. Quand il restait allusif ou vague, je n'insistais pas.

Je me suis longtemps abandonné dans ce brouillard. Il avait de sa maladie et des stades par lesquels il passait une connaissance parfaite. Il avait vu mourir son ami, certes au début de l'épidémie, à un moment où la médecine ne pouvait arrêter des développements qui, à présent, sont conjurés (on ne meurt plus de la même chose ni selon le même scénario). Il savait en gros ce qui l'attendait. Mais il ne voulait pas ou ne pouvait pas m'éduquer sur ce chapitre.

Je suis devenu une figure familière du service. Je m'appuyais contre un mur du couloir, rentrant le ventre, me plaquant à la paroi quand passait un chariot, un convoi de médecins, un lit roulant ou un malade qui traînait son trépied à perfusion. Une seule personne prit l'habitude de me saluer systématiquement : un petit groom souriant, en uniforme et à cravate, qui offrait du thé et du café.

Qu'aurions-nous dit, car que savaient-ils, eux-mêmes, de ce qui se passait ? De l'effet produit par les traitements, des risques encourus, de ce mot maintenant souvent prononcé de « protocole » ? Des difficultés à se procurer tel ou tel médicament ?

Je fus, une fois, tenté de questionner un interne parce qu'il me parut inquiet. Il était jeune, bien sûr, mais avait surtout un visage d'enfant. Je suis en train de passer, par mon âge, dans la catégorie des pères, non pas des pères d'enfants, mais des pères d'adultes. Je ne suis pas de la génération des parents des internes, mais, en tout cas, plus proche, par l'âge, de leurs parents que d'eux. Je cherche donc ou peut-être même trouve naturellement sur leur visage les traits de l'enfance. Et pourquoi le cacher ? J'ai le sentiment que cette génération qui nous suit, mais que nous n'avons pas produite, s'emploie à guérir en la nôtre des plaies qu'elle ne comprend pas, dont elle ne soupçonne même pas les causes. Je parle ici de sexualité, de mode de vie. J'essaie d'imaginer l'existence de ce personnel médical, leurs idéaux à tous, leurs sacrifices privés, la conception qu'ils ont eue, en entreprenant leurs études, de leur métier. Et les voilà avec leur visage d'enfant et leurs décisions à prendre rapidement, les initiatives qu'on exige d'eux, l'art de l'improvisation.

Lorsque l'aide-soignante inscrivit sur le tableau les prénoms de ses collègues, avec les horaires de travail, j'avais compris que ce qui pouvait rendre supportable l'hospitalisation, c'était un art de l'improvisation. La vétusté des locaux, le manque évident de moyens, la distribution difficile des tâches, l'insuffisance du personnel contraignaient à des solutions de fortune. On travaillait avec les moyens du bord. Les infirmières étaient sorties dans la rue — ou plutôt à cette époque, allaient sortir dans la rue, car nous étions juste avant les grands mouvements de grève — : on sait comment leur répliqua la patronnesse en poste. En les aspergeant au tuyau d'arrosage : incomparable art du dialogue d'un gouvernement fantoche. Ceux qui ont participé à cette indigne répression se retrouveront un jour entre les mains de celles qu'ils ont insultées. Mais les mains qui tenteront de les éloigner de la mort auront oublié cette insulte. Car les gouvernants ne seront plus des gouvernants, mais des vieillards ou des malades qui se débattent pour ne pas quitter la vie, comme un fœtus que l'on aspire malgré lui hors des eaux amniotiques. Alors que les infirmières seront encore des infirmières. Elles lutteront avec nous contre la mort.

En l'occurrence, le personnel médical chargé de ce service était bien obligé de jeter un pont entre la maladie et le « monde civil ». Infirmière et internes savaient pertinemment à quelles catégories sociales appartenaient les malades, surtout dans ce service que fréquentait, grâce à un bouche à oreille flatteur, le milieu artistique. Le silence était de rigueur sur le passé des malades, mais il ne leur était pas interdit d'y penser. Qui avaient été, il y a deux ans, cinq ans, dix ans, ces patients qui n'étaient plus que des corps détruits, des visages défigurés, des muscles atrophiés, des fonctions déréglées, des systèmes anarchiques, des maisons sans porte ni fenêtre où s'engouffrait le vent chargé de germes, de pestilence ? Les façades, les clôtures, les jardins avaient été dévastés. Il n'y avait plus ni intérieur ni extérieur. Il n'y avait plus le travail et l'amour, il n'y avait plus le présent et l'avenir, il n'y avait plus les contraintes et le loisir, le devoir et le divertissement, le temps dû et le temps dérobé, le domaine public et le domaine privé. Il n'y avait plus qu'un corps à maintenir en vie et une vie tout entière organisée au service de cet entretien du corps. Toutes les relations humaines étaient asservies à cette primauté de la lutte pour survivre.

Peut-être, toutefois, les médecins et les infirmières imaginaient-ils que pouvait être préservé un univers qui leur serait interdit ? Un univers propre au malade en dehors de l'hôpital ? Par respect du patient, ils lui allouaient une zone strictement privée : mais qu'y aurait-il fait ? Avec quels moyens ?

Pourquoi en somme faire silence sur les conditions dans lesquelles le mal avait été contracté ? Certes, pour éviter tout « dérapage » chez les imbéciles, tout jugement déplacé. Et il aurait bientôt à affronter ce problème. Mais consciemment ou pas, les infirmières et les médecins devaient bien tenir compte de la particularité de cette épidémie et de son mode de propagation en Occident.

Même s'il faut qu'un médecin considère un malade comme un corps malade, indépendamment de la personnalité du patient, de façon à exclure une gradation de ses soins et de son attention en fonction de l'intérêt et du dégoût que lui inspire cette personnalité (c'est le réquisit de toute éthique médicale), il sait très bien qu'il ne soigne pas seulement un corps et que le traitement n'atteint sa plus grande efficacité que lorsqu'il est appliqué à une totalité humaine.

Les infirmières, les internes qui ont choisi de travailler dans ce service ne le font pas simplement par hasard ou par curiosité : ils vont traiter un type particulier de malade qui se prêtera avec une grande réticence à la discipline thérapeutique. Ou s'il s'y plie, c'est au prix du sacrifice d'une part autrefois essentielle de sa personnalité. Comment faire abstraction de cette mutation ?

Les consultations nocturnes, revers asocial de ce train-train hospitalier, coulisses libres et apparemment plus légères, avaient cette fonction de convaincre les patients que leur vie fondamentale n'était pas entamée par l'ascèse médicale, quoique atteinte par la maladie. Parce que la médecine s'efforçait de ne pas grignoter sur le temps du jour, les malades pouvaient continuer à travailler à leur rythme, dans la mesure où leurs forces le leur permettaient. Les médecins comptaient alors sur la volonté que chaque patient avait de résister.

C'était un revers asocial parce que la société qui avait créé l'hôpital n'avait pas prévu cette excroissance. Et les médecins vraiment engagés dans le combat contre cette épidémie avaient compris qu'il était nécessaire de puiser dans une structure nouvelle, imprévue jusqu'alors par l'histoire de la médecine, l'énergie que réclamait une maladie nouvelle, imprévue par l'histoire des maladies. En contrepartie de ces consultations nocturnes, chaque patient pouvait être traité chez lui, recevant régulièrement les remèdes appropriés à son stade d'évolution et pouvant être assisté non seulement par des infirmières ambulantes, mais par des aides ménagers.

Il était lui aussi depuis plusieurs mois intégré à ce système de soins. Je n'avais pas rencontré les infirmières, mais il m'avait montré des lettres et des cartes postales de l'une d'entre elles, qui s'était attachée à lui et avait été nommée ailleurs : elle savait lui écrire, comme elle avait su lui parler. Encore une femme parmi d'autres, inconnue qui le restera et qui pourtant avait fait preuve, elle aussi, de cet art de l'improvisation qui fait progresser la médecine autant ou plus que le génie des inventeurs en laboratoire.

J'avais croisé plusieurs de ses aides ménagers qui venaient faire ses courses et nettoyer son linge. Il les traitait assez mal. Il avait renvoyé une jeune femme suicidaire qui le déprimait en lui parlant de la mort de son ami toxicomane. Il avait découragé les confidences d'un homme mûr qui cherchait un interlocuteur. Il avait été alarmé par la fatigue visible d'un jeune garçon au teint gris, qui en effet finit par disparaître dans la nature.

C'étaient des rapports difficiles à établir entre eux : ils partageaient nécessairement une bonne part de son intimité et ils voyaient assez de malades pour comprendre très vite à quel stade de la maladie il en était arrivé. Il était incommodé par ce savoir sur lui, qu'il lisait dans leurs yeux et dans leur silence même. Ils le savaient écrivain, ce qui tantôt les intimidait tantôt les encourageait à l'interroger, comme si la littérature était la première porte de l'impudeur.

Aussi bien dans le personnel de l'hospitalisation à domicile que chez les aides ménagers, il était évident que l'on faisait entrer en ligne de compte les éléments privés de la vie du patient. Le connaître chez lui était déjà beaucoup. Mais à l'hôpital même ? Qui était psychologue et qui ne l'était pas ? Qui comprenait ce que signifiait cette maladie au-delà même de la souffrance et de la déchéance que n'importe qui pouvait percevoir ? Qu'est-ce qui pouvait être dit dans une chambre d'hôpital entre un médecin et un malade, entre une infirmière et un malade ?

Mais son ton cinglant et sec, ses explications péremptoires, son autorité souvent tyrannique refroidissaient considérablement le personnel. Et surtout, il instaurait une hiérarchie ou plutôt refusait de mettre en cause une hiérarchie sociale et intellectuelle, qui devenait l'aune même de ses valeurs affectives et le critère de sa confiance. Le médecin qui avait la responsabilité de son traitement avait un statut élevé dans la hiérarchie hospitalière et universitaire. C'était un professeur et c'était aussi parce qu'il avait ce rang qu'il bénéficiait de sa confiance. Au moindre problème avec les internes et les chefs de clinique, il se prévalait de son amitié pour ce professeur qui était leur supérieur.

C'est un aspect déplaisant de sa personnalité, un aspect que je n'ai jamais aimé et que j'ai toujours déploré dans sa vie professionnelle, même si parfois, comme dans ce cas, du reste, sa confiance était justifiée. Mais il ne s'agissait pas seulement d'avoir confiance en un homme intelligent et attentif : il s'agissait du respect et de l'utilisation d'un pouvoir. Peut-être ai-je moi-même le défaut inverse, hérité de la génération des années soixante-dix — je n'ose pas dire d'un passé militant, car il a été plus gauchiste que moi. Tout détenteur d'autorité, si fondée soit-elle et si habilité soit-il à l'exercer, suscite en moi une suspicion immédiate et très difficile à dissiper. Il le savait et se moquait de cet automatisme psychologique tout comme je lui reprochais le sien, dont il ne se défendait pas. Il serait toutefois hâtif d'y voir une marque de veulerie, de soumission à l'ordre établi. Il y était, bien au contraire, très rétif. Mais il était flatté d'obtenir la faveur d'un « puissant », d'être remarqué par quelqu'un qui avait un nom.

Le petit cercle de ses amis intimes était tracé par lui parmi des écrivains qui jouissaient d'un certain renom. Je ne parle évidemment pas de moi, encore qu'il ait peut-être fini par se l'imaginer. Cela dit, nous, ses amis, le savions tous. Le médecin aussi le savait. Mais c'était un médecin et tout ce qui garantissait l'autorité de sa parole ne pouvait que l'aider. Ne faut-il pas que le malade ait confiance en son médecin ? Il le faut pour la bonne marche du traitement, même si le traitement tâtonne.

Au moment où sa personne était réduite à son corps et son corps lui-même transformé en une zone de combat, ce combat se soldant par des chiffres inscrits sur un tableau, il lui était nécessaire de reconstituer son identité et de s'appuyer sur des béquilles : sinon ses propres livres — que seul son médecin avait lus —, du moins son métier et ses « amitiés ». J'assortis ici ce mot de guillemets, parce qu'il s'agissait de relations professionnelles plus que de liens profonds, comme je n'allais pas tarder à m'en apercevoir. Les moyens auxquels il avait recours pour restaurer cette identité sont contestables et ils étaient, du reste, vains.

Avant sa première hospitalisation, il avait réussi à écrire son dernier livre, très vite. Ce printemps-là, le livre n'avait pas encore été publié, mais il était terminé. C'était là son plus solide appui. Il avait apporté des cahiers à l'hôpital, mais il ne parvenait pas à se concentrer assez pour écrire. Qu'aurait-il dû faire ? S'abstraire des conditions matérielles ou au contraire les décrire ? S'abstraire de son corps, mais pour rencontrer quoi ? Ignorer son entourage ou ne s'intéresser qu'à lui ? Tenir un journal d'hospitalisation, comme un autre le faisait au même moment ?

Il avait éloigné de ses livres sa maladie le plus possible. Non pas la maladie, parce que ses deux derniers romans avaient des malades pour protagonistes. Mais sa maladie à lui. La maladie était pour lui, pendant qu'il écrivait ces deux romans, celle de son ami mort. La sienne, il l'écartait de lui : elle ne resurgissait que subrepticement dans des notes prises anarchiquement sur divers cahiers.

Malgré le traitement astreignant qui consistait en des perfusions quotidiennes de plusieurs heures, il perdait progressivement la vue. Il ne voyait déjà plus que d'un œil ce printemps-là. Il ne pouvait plus travailler devant l'écran de son ordinateur et son écriture devenait difficilement lisible. Cela ne l'empêchait pourtant pas de projeter la rédaction d'un roman. Mais c'est bien en termes de roman, de fiction, qu'il envisageait alors son œuvre littéraire. Il avait écrit un essai sur le mensonge et l'idée de transcrire de façon fidèle et transparente une expérience immédiate ne l'effleurait pas. Il ne trouverait donc pas de force dans l'analyse écrite des situations dans lesquelles il était plongé. Ni apitoiement sur soi-même ni dérision ni rage : échappatoires pourtant habituelles aux écrivains en détresse. L'invective parfois était son recours, mais orale et adressée à des personnes qui ne pouvaient comprendre cette attitude ni même le contenu des reproches. De fréquentes querelles allaient l'opposer au personnel soignant et lui créeraient une réputation redoutable — dont l'écho le ferait pleurer.

L'été, au début duquel il rentra chez lui, commença par une apparente rémission. Il était heureux de retrouver ses meubles et son rythme. Mais c'est alors qu'il poussa jusqu'à son point limite la métaphore ou le parallélisme entre sa santé et son métier : il décida d'apporter une modification radicale à sa profession en changeant d'employeur.

Il était, du matin au soir, suspendu au téléphone, sollicitant des rendez-vous, attendant des lettres qui ne venaient pas, espérant les effets des promesses qui lui étaient faites. Le tout dans le plus grand secret. Il espérait de ce changement une espèce de miracle qui se concrétiserait sur son corps même.

Ces démarches étaient, pour tout observateur lucide, une folie. Les assurances que son médecin ne pouvait plus lui donner, il les exigeait d'un nouveau patron. L'autorité qu'il perdait sur son corps et sur sa vie, il voulait la gagner d'un nouveau rôle social. Je participai à ce délire par mon silence et mon manque de mise en garde.

Dans son appartement, il était tour à tour ébloui ou englouti dans le brouillard. Il respirait avec d'extrêmes difficultés et toussait constamment. C'est durant cet été qu'il commença à ne plus pouvoir dormir. Il était pris de fièvres telles qu'il se réveillait en pleine nuit, en eau, contraint de changer ses draps et de mettre un autre pyjama. Il rêvait de sa propre mort. Le matin, il nous appelait, ses autres amis et moi, et nous disait qu'il avait rêvé de sa propre mort.

Quand la nuit approchait, il nous appelait encore pour éloigner de lui ces visions, ces insomnies, cette fièvre. Mais elles revenaient immanquablement. Il voulait rester seul et se plaignait de sa solitude.

Parfois il venait en taxi et mangeait au restaurant avec nous. La fumée, les odeurs l'incommodaient : il protestait et le dîner se terminait dans le malaise, le silence, la mauvaise humeur.

Ses autres amis allaient manger avec lui, chez lui, des plats qu'ils apportaient. Mais il était pris de terribles quintes de toux qui l'empêchaient d'avaler. Pour tenter de dissiper ses angoisses nocturnes, son autre ami écrivain voulut le convaincre de prendre un garde à demeure le soir, idée qui lui parut irréaliste, absurde, trop onéreuse. Nous n'avons pas osé lui dire que nous étions prêts à nous cotiser. Son refus avait été trop catégorique.

Pendant quelques semaines, ses préoccupations professionnelles avaient donc joué un rôle de substitution : les appels à celui qu'il pensait être son futur employeur remplaçaient ses appels à son médecin. Mais la fonction de ces téléphonages n'était pas différente : ses com-

mentaires sur une information obtenue, une promesse
tenue ou non tenue, un rendez-vous annulé ou maintenu, une marque d'attention ou d'indifférence, étaient
à ce point les mêmes dans les deux domaines que parfois je m'y perdais moi-même et ne savais plus s'il parlait
de son corps ou de son métier, de son médecin ou de
son employeur, de sa maladie ou de ses livres, d'un
contrat ou d'une ordonnance, d'un examen ou d'un
entretien. Quand son éditeur partait en vacances, il était
en proie au même sentiment d'abandon que lorsque
son médecin partait à l'autre bout du monde pour un
congrès.

Au cours de l'été, son état avait empiré. Il ne pouvait
pas quitter Paris plus de deux jours, à cause de ses
perfusions. Sa fièvre tenace laissa supposer qu'à son
cancer s'était ajoutée une tuberculose, puisque cette
maladie connaissait une recrudescence avec l'épidémie.
Il fut donc soigné contre la tuberculose, mais sans que
les symptômes disparaissent. Après quelques semaines
de médications inefficaces, on finit par comprendre que
la cause des fièvres et des migraines devait être cherchée
ailleurs. Il était en train de devenir tout à fait aveugle.
Son cerveau était atteint. Il fut donc réhospitalisé.

C'était l'automne. J'avais dû m'absenter quelques jours de Paris. J'étais allé à Rome pour un livre que je terminais et un autre que je préparais. J'avais donc interrompu la régularité de ses appels : je laissai s'écouler deux jours sans avoir de nouvelles de lui, mais je lui avais donné le numéro où il pouvait me joindre. Je l'appelai d'une cabine téléphonique devant le Palazzo Madama. « Quand reviens-tu ? » me demanda-t-il. Il avait une voix faible et un ton presque apathique. Il restait imprécis sur son état qui était pourtant alarmant. Ses cauchemars et ses insomnies persistaient.

À mon retour, je le conduisis à l'hôpital. Comme il ne restait plus de chambre dans le service de son médecin ni dans celui des maladies rénales, il fut admis dans un autre hôpital, plus vétuste encore. Mais cet hôpital avait une particularité : il contenait une serre qu'il fallait traverser pour atteindre l'aile où il allait séjourner. Il y avait même une vieille femme installée avec un chevalet face aux palmiers sous la verrière. Il fut agréablement surpris par cette bizarrerie poétique qui donnait un peu de légèreté à cette admission. La nouveauté lui plaisait. La chambre qui lui était réservée était en coin, sans vis-à-vis, avec deux fenêtres. Il y avait un réfrigérateur, luxe qui tout d'abord l'amusa et le rassura.

Il avait apporté ses deux derniers livres, qui venaient de paraître : son troisième roman et ses souvenirs d'enfance. Il les posa sur sa table de chevet. C'étaient les garants de son identité préservée. C'était aussi une arme dont il comptait se servir et dont il se servit. Nous étions à l'approche de la Toussaint et des prix littéraires. Son nom figurait sur plusieurs listes. Il avait obtenu une critique particulièrement élogieuse. Il avait dû évidemment refuser toute interview et il était assez compliqué de cacher sa maladie au milieu éditorial. Je ne savais plus qui était au courant, qui l'ignorait. Il donnait le numéro de téléphone direct de sa chambre d'hôpital sans m'avertir.

Dès le premier soir, les drames éclatèrent. Il y avait à l'hôpital une tension générale due aux manifestations des infirmières et à la répression obtuse qui leur avait répliqué. Les murs étaient couverts de tracts exprimant des revendications nationales ou locales. Les infirmières de permanence n'étaient là que par conscience professionnelle, mais elles étaient exaspérées d'être là en étant bafouées. Le service était donc normalement assuré, mais dans une atmosphère d'agacement et de frustration.

Ce malade supplémentaire leur avait été imposé : il dépendait en réalité d'un autre hôpital et d'un autre médecin. Tous les ordres, toutes les prescriptions devaient venir d'ailleurs. Le personnel se sentait sous surveillance : sa responsabilité était accrue et sa compétence suspectée — non pas par le médecin qui s'était fié à lui, mais par le malade.

Ses perfusions avaient ravagé ses veines. Il était devenu très difficile de fixer durablement une aiguille. Les infirmières avaient dû s'y reprendre à plusieurs fois. Le sang avait coulé, reflué, les tuyaux s'étaient bouchés. Il se disputa très violemment avec une infirmière.

Je ne l'appris que le lendemain matin en lui apportant du linge neuf et du linge propre. Nous devions nous relayer, son autre ami écrivain et moi, pour faire nettoyer ses tee-shirts et ses pyjamas. C'était un ballet continuel dans les laveries automatiques et les teintureries.

Dès le lendemain matin, donc, il ne supportait plus cet hôpital qu'avec une naïveté ridicule j'avais décrit à son autre ami écrivain comme un lieu poétique, charmant, inattendu. Il décréta le personnel incompétent et mufle. Pour tempérer l'orage, je crus nécessaire d'aller parler avec l'infirmière qu'il avait insultée.

Assise au bureau de la surveillante, elle me regarda à peine et ne se départit pas d'une expression bornée, butée, ulcérée. J'en ai maté de pires, semblait-elle dire. C'était une femme jeune, grande et sèche qui avait l'air d'un travelo aigri.

Elle revint le piquer quand j'étais là. Nouvelle altercation. « Tout le monde sait que vous êtes insupportable, lui dit-elle. Personne, nulle part, ne veut s'occuper de vous. » Cette remarque fielleuse devait le faire pleurer, c'est ce qu'elle visait. « Votre état ne vous autorise pas à m'insulter », poursuivit-elle. Elle parlait méchamment, mais avec embarras. Elle avait repris des forces et mon intervention, loin de l'amadouer, lui avait donné la certitude qu'elle pouvait impunément réattaquer. Elle était stupide et il était entre ses mains.

Je sortis de la chambre, hébété. Dans le couloir circulaient des malades et leurs compagnons : de beaux garçons au ton mondain, à la voix claire, au visage encore intact, qui n'en étaient qu'aux premières alarmes. Ils souriaient, riaient même encore. Un père parlait avec jovialité à son fils. C'était la première fois que je voyais cette communauté de malades, à laquelle il appartenait et qu'il avait côtoyée. Que maintenaient-ils de leur vie ancienne ? Venaient-ils eux aussi aux consultations nocturnes ? Chacun avait son médecin, son hôpital, son système, son réseau. Réseau resserré ou élargi, public ou privé, dit ou tu. Certains avaient été répudiés par leur famille, d'autres avaient retrouvé leur famille. Certains avaient abandonné leur métier, d'autres conservaient une vie active. Ils étaient ainsi par milliers dans le monde, soutenus ou ignorés par leurs proches, aidés ou fuis. Ils me voyaient assis sur une banquette de Skaï, sinistre, moite, dans la pénombre. Ils devaient m'apercevoir à peine : j'étais un figurant de leur paysage ordinaire, le compagnon du malade. Les infirmières, depuis plusieurs années, découvraient ces sociétés strictement masculines, ces familles masculines. Et c'étaient elles, des femmes, qui venaient à leur secours. Comment n'y auraient-elles pas pensé, puisque j'y pensais ?

L'une d'elles lui dirait bien, un jour d'énervement : « Oh vous, on le sait, vous n'aimez pas les femmes. » C'est probablement ce que devait se dire sans le lui dire la longue et sèche qui s'escrimait sur ses veines et faisait gicler le sang lorsqu'elle ne parvenait pas à fixer l'aiguille.

Son autre ami écrivain arriva et me vit assis sur la banquette. Il lui apportait les journaux, des gâteaux. Nous nous retrouvions une fois encore, lui et moi, dans un hôpital. Je lui expliquai pourquoi j'étais dans le couloir. Il soupira en apprenant la querelle. Je lui dis les craintes qui m'étaient venues pendant que je rêvais seul sur la banquette : que l'infection de son cerveau n'eût des conséquences sur son état mental. On m'avait affirmé que cela se produisait : que certains malades devenaient non seulement irritables, mais agressifs. Nous avions, lui et moi, chacun notre forme de pessimisme. Il ne prit pas au sérieux cette explication physiologique d'une disposition psychologique que nous lui connaissions depuis toujours. Je lui dis qu'il ne supportait plus cet hôpital qu'il estimait tenu avec incompétence. Qu'il accusait d'incompétence les infirmières. Qu'il prétendait que ce n'était rien de plus qu'un hôtel de luxe, mais que l'essentiel, la médecine, manquait.

Ce qui lui manquait surtout, c'était la présence de son médecin, ses visites quotidiennes, son visage, sa main dans la sienne, son regard. Voilà ce qui lui manquait dans cet hôpital. Il se foutait bien de la serre du rez-de-chaussée et des deux fenêtres sans vis-à-vis et du réfrigérateur.

La longue et sèche sortit avec son air revêche. La perfusion était fixée. Elle nous fit signe d'entrer sans un mot.

Nous avions une conversation matérielle : lavages,

nourriture. Nous écartions désormais quand nous étions trois les sujets médicaux et littéraires. Il ne fallait plus parler ni du traitement ni de prix littéraires. Au cours de sa dispute avec l'infirmière, il s'était toutefois servi de cet argument assurément sans poids : qu'il figurait sur la liste retenue des prix littéraires de l'automne. Cela ne signifiait rien pour elle. Cela n'avait aucune signification dans l'absolu. Il avait cherché un moyen de l'impressionner, parce qu'il était allongé au fond d'un lit qu'il haïssait, dans un environnement hostile. Et pour cela, il avait utilisé son langage à lui, ses valeurs, ne faisant que consolider le mur qui les séparait. Personne ne lui avait promis ces prix, mais on l'avait laissé espérer vaguement, on ne l'avait pas contredit. En aurait-il obtenu un, cette « victoire » ne lui aurait semblé que plus dérisoire, parce qu'il aurait compris qu'elle ne l'armait pas pour son seul vrai combat et qu'elle s'appuyait sur des alliances douteuses. Il n'aurait été que plus désespéré de n'être qu'un corps affaibli.

Il décriait l'hôpital, le personnel. Il voulait retourner dans l'autre hôpital. Mais aucune chambre n'avait été libérée. Ses livres posés à son chevet étaient perçus comme une revendication et une volonté d'humiliation : ce n'était rien de plus pour lui que le seul miroir qu'il acceptait.

C'est alors que j'ai commencé à étouffer. La cadence asservissante du linge à nettoyer m'angoissait : je comprenais que son hospitalisation réclamait de ma part une attention plus grande, une présence plus assidue. Il était jusque-là exclu qu'il quitte Paris ; à présent, il était exclu que je quitte Paris. Je décidai de quitter non seulement Paris, mais la France.

Il avait téléphoné à son médecin en le suppliant de l'accueillir dans son service. C'était la fin du mois d'octobre. Il était depuis quelques jours dans cette chambre qu'il avait en horreur. J'hésitai jusqu'au dernier instant à lui avouer que j'allais partir. Et soudain, j'en ai eu le courage. « Je vais en Allemagne », lui ai-je dit.

À ce moment-là, il ne voyait pratiquement plus. Il ne pouvait plus lire. Il n'apercevait que des ombres mouvantes. Il n'a pas protesté. Je lui ai dit que j'allais aider un ami à emménager, ce qui était vrai. J'en avais assez de cette tragédie où il était plongé en victime et où il nous entraînait en témoins : la cécité, l'infection du cerveau, ses veines qui ne supportaient plus les aiguilles, ses nuits de cauchemar, ses transpirations qui nous obligeaient, son autre ami écrivain et moi, à faire nettoyer constamment ses vêtements, ses disputes avec l'infirmière longue et sèche.

D'Allemagne, j'appelai d'abord son autre ami écrivain pour l'avertir de s'occuper seul du linge à nettoyer, ce qui était ma première préoccupation. Puis je lui téléphonai à lui. Là aussi, comme à Rome, j'étais dans une cabine téléphonique, sur une petite place coquette près des berges du Rhin, dans un quartier résidentiel de Bonn. Une autre infirmière s'occupait de lui. Les aiguilles tenaient. Mais il changerait d'hôpital. Le médecin lui avait trouvé une chambre. Quand allais-je revenir ?

J'étais avec mes amis d'une humeur exécrable. Sans parler de lui, je ne pensais qu'à lui et je prouvais, en m'éloignant ainsi à un moment critique, que cela m'épouvantait de devoir penser à lui nuit et jour.

À Cologne, nous nous sommes égarés dans la foule du samedi soir, en cherchant une librairie et j'ai été brusquement abandonné par toute retenue. Mon humeur sombre agaçait mes amis et leur agacement m'exaspérait moi-même. Reproche contre reproche, je finis par crier en pleine rue, au milieu des badauds, qu'il était en train de crever, qu'il devenait aveugle, que ses veines pétaient à chaque perfusion, qu'il allait perdre la tête à cause de l'infection de son cerveau. La mauvaise conscience dictait seule ma colère, quelles qu'aient été les raisons précises et plus immédiates de cette scène. J'ai beau être d'un tempérament colérique, il y avait longtemps que je n'avais pas ainsi éclaté. Je me suis calmé.

Deux jours plus tard, j'étais de retour à Paris. Je suis allé directement à l'hôpital. Il voyait un peu mieux et la maladie du cerveau était jugulée. Six mois plus tôt, il n'existait pas encore de médicament propre à l'arrêter. Le traitement avait réussi. Son médecin lui avait trouvé une chambre dans l'aile italienne, celle qu'il m'avait toujours décrite avec émotion. Nous allions donc faire le transfert d'un hôpital à l'autre.

Je me chargeai de tous ses bagages et de l'énorme dossier où était consignée toute l'« histoire » de sa maladie. Il allait être opéré. On allait lui fixer sous la clavicule un port-a-cath, c'est-à-dire une petite prothèse en plastique dans laquelle il suffisait de brancher le tuyau des perfusions. Il ne serait plus nécessaire de le piquer. Il était assez content de cette solution. Mais il n'était pas sûr que son état général permettrait l'intervention.

C'était le pont de la Toussaint. Son médecin n'était

pas à Paris. Tout s'était décidé par téléphone. Je l'ai aidé à s'installer dans l'aile italienne. J'ai procédé seul à son admission. On me reconnaissait et je connaissais à présent sur le bout des ongles l'ordre des démarches. Je téléphonais à ses amis son numéro de téléphone. Il avait l'impression d'être revenu chez lui.

Les disputes toutefois recommencèrent avant même que n'eût lieu l'opération. Une femme de salle, à laquelle il reprocha de ne pas venir prendre les sacs-poubelles dans sa salle de bains et de les accumuler, lui répliqua vertement. Je n'ai pas été témoin de leur dialogue. Je répète ce qu'il m'a rapporté. Elle avait dit : « De toute façon, vous, si vous êtes ici, c'est que vous vous êtes trop amusé. »

Cette femme que je n'ai jamais vue était africaine. Elle venait très tôt le matin avec toute une équipe de nettoyage qui était louée par l'hôpital, mais qui ne faisait pas partie de l'hôpital. Que leur avait-on dit, à ces Nibelungen du petit matin ? Ou plutôt que ne leur avait-on pas dit ? Terrifiés par la contagion, ils avaient dû apprendre que certaines chambres de cet étage normalement réservé aux cardiaques italiens accueillaient des malades comme lui.

Cette remarque et cette dispute furent, comme dans le cas de l'infirmière longue et sèche de l'autre hôpital, suivies de pleurs. Il pleurait de sa solitude, de l'imbécillité de ceux avec qui il avait des contacts quotidiens, de l'injustice des instants qui lui étaient (par qui ? par quoi ?) imposés : c'étaient donc là ses derniers interlocuteurs, c'était donc contre eux qu'il devait déployer ce qui lui restait d'énergie, ce seraient eux les derniers témoins ?

C'est alors qu'apparut Annie. J'ai jusqu'ici usé de périphrases pour éviter les noms propres, sauf dans le cas d'Angelica. Avec Annie, non plus, je ne peux faire autrement que d'écrire son prénom. Elle est triste et dynamique. Elle longe une mer où les baigneurs se noient. Observer n'est pas se détacher. Comprendre n'est pas avoir tout compris. Connaître une maladie n'est pas avoir fait le tour d'un malade. Une plainte n'est pas pour elle un caprice. Un adulte qui ne peut pas quitter son lit n'est pas un enfant. La vie est ailleurs, mais la vie est aussi ici. Sourire n'est pas s'apitoyer. Et compatir n'est pas mépriser. Écouter n'est pas perdre son temps. Soigner un malade, c'est rencontrer un être humain. Quand elle entre dans la chambre, elle découvre un inconnu chez lui. Elle n'apprend à le connaître que s'il accepte de la connaître. Elle reste elle-même et il reste lui-même. Un dialogue ne commence pas comme un combat. Venir en aide n'est pas assister un incapable. Un savoir-faire n'est pas constitué d'évidences. Son expérience n'est pas un pouvoir accumulé sur la faiblesse des autres. Elle a dans son regard encore toutes les souffrances qu'elle a vues, mais la répétition ne l'a pas rendue indifférente. Côtoyer la mort ne lui a pas appris à lui céder le passage. La voir venir à grands pas n'est pas lui préparer le terrain. Les mourants sont encore de ce monde et le monde s'il se réduit à l'hôpital en cet instant n'a pas toujours été prisonnier de ces quatre murs. Annie est amoureuse de la vie : c'est une déléguée de la vitalité dans un univers de l'abandon. Rien ne va de soi pour elle, rien n'est inéluctable, rien n'est le signe d'une fatalité. Et pourtant son regard bleu est triste et c'est même la première chose que j'aie remarquée avec sa vitalité : sa tristesse. C'est peut-être la compatibilité de cette vitalité et de cette tristesse qui donnait le sentiment de son authenticité, de sa résistance au mal, de sa fiabilité. Elle entrait dans la chambre et il revenait au monde. Il était lui, il parlait avec quelqu'un qui entendait sa voix et il entendait une voix qui ne lui était pas réservée, un langage que l'on comprenait aussi dans le « monde civil ». Il est des voix extérieures qui sont aussi des voix intérieures : on les entend, mais on les a toujours connues.

Certaines infirmières ont une tactique unique, imparable en toutes circonstances : la jovialité, la bonne humeur constante et communicative. C'est une technique éprouvée et difficile, pour redresser les arbres qui se dessèchent, les chairs qui s'amollissent. Ce sont des tuteurs, des douches froides, des fouets d'énergie. Elles sont, derrière leur masque joyeux, impossibles à atteindre. Ce sont des blocs d'acier, mais des blocs animés. Elles sont destinées aux malades épisodiques qui ont besoin de ce ressort. Elles sont inutiles face à la mort. Les pleureuses leur sont préférables.

Annie n'est pas joviale, parce qu'elle n'est pas joueuse et parce que ce n'est pas une technicienne de la sauvegarde. Elle a notre âge probablement. Elle voit partir quelqu'un qui est né avec elle. Elle ne le voit pas partir, elle le retient. Encore un instant sur le même rivage. Jusqu'au dernier instant, nous appartenons à la même espèce. Un malade est encore un vivant : la maladie ne lui appartient pas et il n'appartient pas à la maladie.

Les médecins, les infirmières, les aides-soignantes, les femmes de salle maladroits sont ceux qui considèrent le malade comme un complice de sa maladie, une possession de sa maladie. L'ennemi. Une trop grande partie du personnel soignant se bat contre le malade plus que contre la maladie. Le malade devient même embarrassant : sa volonté nuit systématiquement à sa guérison. C'est ainsi qu'ils le perçoivent, c'est ainsi qu'il se sent perçu. Du reste, le reproche est souvent ainsi formulé : « Vous ne collaborez pas. Vous n'êtes pas coopératif. » Vocabulaire de guerre, comme toujours. Un malade est accusé d'emblée de collaboration avec l'ennemi, la maladie.

Dans le cas de cette maladie, le problème est plus aigu encore puisque est souvent sous-entendu que le malade a cherché cette maladie. Au bord de quel fleuve noir avez-vous invité la mort ? Quels appels avez-vous lancés au mal ? Nul n'ose plus formuler la question en ces termes. Mais la sottise de la femme de salle était l'indice que rien n'était encore résolu. Même si le médecin refuse d'interroger le malade qui vient le voir sur les circonstances dans lesquelles il a été contaminé et se contente d'essayer de savoir quand la contamination peut avoir eu lieu, il n'est pas bon de vouloir traiter la maladie indépendamment des légendes qui l'entourent et des jugements qui sont portés sur elle.

L'intelligence d'Annie, son intuition immédiate, son aisance naturelle dans la relation humaine ne sont pas des qualités de principe : si elle parvient à établir un contact spontané et profond avec le patient, ce n'est pas seulement parce qu'elle a décidé, par éthique médicale et professionnelle, qu'un malade est un malade et que jamais une maladie ne doit être considérée comme une faute. Les principes formels et moraux sont, bien entendu, nécessaires dans le domaine médical, ils sont même une exigence absolue pour l'exercice de la médecine, mais ils ne suffisent pas. Il ne faut pas nier le passé du malade, parce qu'il ne faut pas nier le monde extérieur à l'hôpital. C'est une vie tout entière qui se voit emprisonnée dans une chambre, ce n'est pas seulement un corps malade.

Parlons de l'humiliation. Il avait été révolté par la stupidité de la femme de salle, mais avant d'être révolté, il avait été humilié. Accepter l'hospitalisation, c'est s'exposer à des regards incontrôlés sur soi, c'est se soumettre au langage, au rythme, aux intrusions des autres : on ne ferme plus sa porte à clé. Au pied du lit, des chiffres et des courbes, des listes de médicaments sont votre nouvelle carte d'identité.

Une très jeune externe — c'était le matin du jour où il est mort — riait ironiquement en constatant qu'une feuille ne suffisait plus à contenir la liste des médicaments. Elle en riait comme s'il avait été particulièrement exigeant ou gourmand ou coquet ou insatisfait. Il allait mourir quelques heures plus tard et elle trouvait drôle qu'il eût tant de médicaments. C'était une externe qui allait consacrer sa vie aux soins des autres, qui allait voir mourir ainsi des centaines d'êtres humains. Combien de malades humilierait-elle encore par sa stupidité avant de se rendre compte qu'elle n'était pas faite pour ce métier ? Peut-être ne s'en rendrait-elle jamais compte et mourrait-elle après une vie menée dans la plus totale, la plus constante stupidité, en cela semblable à d'innombrables hommes et femmes ? Ce qu'on tolère de l'humanité en général, on ne le tolère pas des témoins de sa mort.

« Elle est complètement jetée », dit Annie de la femme de salle, quand il lui eut raconté l'épisode des sacs-poubelles. Elle la connaissait de vue, elle savait qu'elle appartenait à une société de nettoyage. C'est en l'entendant parler ainsi que je compris qu'Annie pouvait communiquer avec lui.

Elle ouvrait grand ses yeux tristes et souriait. Elle devenait complice de son dégoût de la stupidité, au lieu de soupçonner sa parole et de mettre sa mauvaise humeur au compte de sa souffrance. Elle trouvait justifiée sa mauvaise humeur, nécessaires ses protestations, inadmissible son humiliation. Elle était de son côté. Ce n'était pas de la compassion, mais de la solidarité. Elle en informa la surveillante de l'étage. Ce n'était pas de la délation, mais un mouvement de bon sens, un sursaut de vie dans la nécrose de l'ignorance.

Il ne voulait pas qu'un chirurgien lui pose un port-a-cath en l'absence du médecin, mais on ne pouvait plus attendre. Ses veines ne supportaient plus les aiguilles. C'était la Toussaint. Il pleuvait des trombes. Il finit par accepter l'opération.

Son autre ami écrivain et moi, nous nous sommes

donné rendez-vous juste avant l'opération pour être près de lui. Nous avons eu du mal, tous deux, à trouver le bâtiment — le plus vieux, le plus obscur, presque désaffecté — du bloc opératoire. Je vis son ami qui était aussi mon ami, de dos, dans la cour. Je l'appelai de loin. Nous avions du mal à nous tenir mutuellement informés avec calme. Nous étions le plus souvent réunis près de lui. Nous devions lui présenter un seul visage, même s'il nous savait différents, même s'il le savait plus pessimiste que moi, plus familier de la mort que moi. Mais curieusement, cet ami, tout pessimiste qu'il était, avait une conscience plus précise des devoirs matériels à accomplir, du soin à apporter aux tâches quotidiennes : il donnait le linge à un teinturier (alors que je le faisais nettoyer dans une laverie automatique), il allait lui acheter des macarons dans la confiserie la plus réputée pour cette spécialité, il dosait sa parole avec un art consommé. C'était, à mes yeux, dans ces multiples preuves de sa délicatesse (certes due à son raffinement naturel, mais aiguisée par la situation) que se manifestait son pessimisme. J'étais plus négligent.

Il nous attendait dans une sorte de petite cellule bleue que le jour pluvieux plongeait dans une lumière d'aquarium. Il était habillé d'une blouse blanche en tissu jetable. On l'avait préparé à une opération qui était retardée. Je les laissai tous les deux seuls pour aller téléphoner à son frère. Il courait un risque en subissant cette intervention et je prenais l'initiative d'avertir sa famille.

C'était donc sa deuxième hospitalisation et je parlais à son frère pour la première fois. Il me répondait par monosyllabes et il m'était très difficile de comprendre jusqu'à quel point il était au courant de l'état de son frère cadet. Que savait-il ? Fallait-il désormais l'informer de chaque péripétie ?

Le lendemain, il pleurait dans sa chambre retrouvée. Il avait découvert que le port-a-cath n'était pas simplement une prothèse interne, mais qu'un petit tube de plastique pendrait constamment sous sa clavicule, dissimulé par ses vêtements. « C'est exactement ce que je m'étais promis de ne jamais supporter, me dit-il. Je n'ai plus mon corps, je suis un robot. »

Avant même que je n'arrive dans sa chambre de l'aile italienne, il avait engueulé internes, chef de clinique, chirurgien. On ne l'avait pas prévenu. « Vous vous habituerez », lui répliqua-t-on. En effet, il s'y habitua, comme il s'était habitué à ne plus voir que d'un œil, comme il s'était habitué à ne plus pouvoir quitter Paris sinon pour un soir, comme il avait admis ces hospitalisations. Les perfusions se déroulaient désormais sans heurt avec les infirmières. Ses fièvres avaient disparu. Il avait retrouvé une certaine acuité visuelle. Il rentra chez lui.

Il voulait reprendre une vie normale. Il y parvint. Les séances de chimiothérapie, les aérosols, les consultations diurnes ou nocturnes avaient lieu à leur rythme habituel. Il m'invitait régulièrement au restaurant à midi. J'allais le rejoindre chez lui et nous allions ensemble dans son quartier, dans une petite auberge enfumée qui le faisait souffrir. Nous restions souvent muets parce que je ne savais plus ce qui de ma vie pouvait l'intéresser ni ce qu'il pouvait en percevoir. L'après-midi il allait une heure à son bureau.

Les fêtes de fin d'année approchaient, le remplissant d'appréhension parce qu'elles lui rappelaient la mort de son ami, survenue en décembre. Je pensais qu'il était convaincu de mourir durant la même période et que même sa force de résistance, au cours de l'été et de l'automne, ne lui était venue que de sa certitude qu'il ne pouvait mourir avant l'anniversaire de la mort de son ami. Il survécut à cet anniversaire, mais renonça à l'idée d'organiser pour quelques amis une fête chez lui. Il se couchait maintenant très tôt.

Il décida que nous déjeunerions chez son autre ami écrivain, le jour de Noël. Ce jour-là aussi, nous avons été muets pendant presque tout le repas. Nous étions quatre. À quoi pouvions-nous trinquer ? Nous savions que c'était le dernier Noël qui nous réunissait. Chaque plat avait été choisi en fonction de ses goûts, parce que nous les connaissions pour avoir fait, l'un et l'autre, ses courses et parce qu'il ne manquait pas de nous les rappeler. Pour alléger l'atmosphère, notre ami commun avait tenu également compte des particularités de mes propres goûts.

Dans son appartement coquille d'œuf, notre ami s'agitait diligemment, silencieusement, dissimulant comme il le pouvait son inquiétude et sa tristesse. Mon dernier livre allait paraître en librairie. Un exemplaire avait été posé en évidence sur un guéridon. Notre ami avait commencé sa lecture et me parla poliment du premier chapitre.

Il l'avait lu, lui aussi. Je me suis demandé, depuis, si les six derniers mois de sa vie n'avaient pas eu pour seule fonction de lui permettre de lire nos deux livres, celui de notre ami qui allait paraître en février et le mien. C'est une considération inepte sans doute, comme tout ce qui tente d'apporter une réponse à l'arbitraire du temps imparti à chaque existence.

Je parle des « six derniers mois de sa vie » parce que, en septembre, son médecin traitant (non pas celui de l'hôpital, mais celui qui venait le voir régulièrement, chez lui) lui avait dit brutalement qu'il n'avait plus que six mois à vivre. Ce délai, c'était l'état de ses poumons qui l'autorisait à le lui donner. On peut juger cette sincérité périlleuse, monstrueuse. Il tutoyait son médecin traitant, en compagnie duquel il avait fondé un service d'entraide aux malades. C'était également le médecin traitant de son ami mort. Mais y a-t-il une intimité qui permette ce genre de prévision ?

Lui aussi, le médecin traitant est mort, à présent. Il est mort trois mois après lui. Il devait se savoir condamné de la même manière. Les illusions qu'un malade veut maintenir en paroles avaient-elles fini par le décourager, dans les deux cas ? Son propre désespoir avait-il poussé le médecin traitant à exprimer avec lucidité son pessimisme, parce qu'il lisait sur son propre corps le progrès du mal ? J'imagine cette conversation téléphonique, brutale de part et d'autre. L'un réclamant un mensonge, mais connaissant la vérité et l'autre, exaspéré d'être mis à l'épreuve et refusant non seulement de mentir, mais de se mentir.

Pourtant la médecine progressait, le médecin traitant ne pouvait l'ignorer. On ne mourait plus des mêmes causes immédiates. Les évolutions étaient ralenties, déviées. Les maladies opportunistes étaient maîtrisées, en tout cas atténuées. Les dosages et l'ordre, l'alternance des traitements étaient affinés. Il n'en reste pas moins qu'en septembre, lorsqu'il me dit que son médecin traitant ne lui donnait plus que six mois, ce sursis me parut déraisonnablement long, généreux. Je trouvai ces prévisions optimistes.

Il travaillait encore. Plusieurs livres dont il s'était occupé parurent. Il téléphonait aux éditeurs, aux journalistes, aux attachées de presse. Il avait fait avec moi en décembre, peu avant Noël, une apparition publique dans un cocktail. J'étais allé le chercher chez lui et nous étions entrés tous deux dans le hall immense et verdâtre. Lisait-il sur les regards tournés vers lui ce que je lisais ? Il s'appuyait contre une table, immobile et épuisé. Il annonçait à notre milieu professionnel sa maladie. C'était peut-être un coup d'éclat inconscient.

Pendant tout le mois de janvier, ses amis alternèrent pour le nourrir chez lui. C'est pourquoi je ne me suis jamais autrement préoccupé de sa nourriture qu'en allant de temps à autre déjeuner au restaurant, près du canal Saint-Martin. Mais les dîners étaient un problème insoluble, parce que avec la nuit ses quintes de toux s'accéléraient et le faisaient vomir. Il m'appelait avant l'arrivée de celle ou de celui de ses amis qui venait le nourrir et après son départ. Il me disait alors : « J'ai tout vomi. »

Ses souffrances s'étaient, si l'on peut dire, stabilisées en février, quand un matin, il m'appela. Il avait une sorte de ballonnement insupportable au ventre et son médecin traitant lui conseilla de se faire hospitaliser pour la troisième fois. Je suis allé le chercher en voiture. Il ne faisait plus de remarque sur ma conduite qui devait être plus souple, plus précautionneuse.

Nous sommes arrivés au début de l'après-midi à l'hôpital. Par miracle, une chambre était libre dans le service de son médecin, une petite chambre dans laquelle il avait déjà séjourné au printemps précédent, pour les séances de chimiothérapie intensives.

À son arrivée il avait faim. Pendant que je procédais à son admission, on lui avait apporté un poisson en sauce. Il s'était assis et avait commencé à manger. Mais il était d'une si grande faiblesse qu'il pouvait à peine ouvrir les empaquetages de plastique. Après deux bouchées, il renversa le plat sur lui et éclata en sanglots.

Je l'aidai rapidement à nettoyer son pantalon. Il me dit : « Pourquoi le destin a-t-il voulu que tu sois le témoin de mon martyre ? » La question, à cause des termes qu'il a employés, peut sembler grandiloquente. Il la formulait pourtant avec simplicité et naturel. Il avait cessé de pleurer. Le mot destin, le mot martyre n'étaient pas dans son vocabulaire habituel, ni dans le mien. Mais c'était une façon de constater que l'anarchie de l'évolution de sa maladie, la violence de ses manifestations lui échappaient totalement. Il ne savait plus comment y résister. L'emploi du mot destin était une autodéfense, un réflexe de pudeur. Il avait assurément réfléchi à notre amitié, aux circonstances dans lesquelles elle était née et s'était maintenue, à l'aspect exclusif qu'elle prenait depuis plusieurs mois. Parce que je n'avais aucune obligation d'horaire professionnel, j'étais de ses amis le plus disponible. Au cours de l'année précédente, c'est toutefois à deux autres de ses amis qu'il avait fait appel pour l'accompagner à l'hôpital et l'assister pendant des examens particulièrement pénibles. C'est pourquoi je pense que mon âge, mon métier et le rôle qu'il voulait m'attribuer ont pesé lourd dans le choix final. En utilisant le mot destin, il montrait qu'il entendait ignorer la part qu'avait eue sa volonté dans ce cheminement. Or, je savais qu'il m'assignait la place qu'il avait eue auprès de son propre ami mourant. Quant au mot martyre, qui l'aurait contesté ? Mais un martyre sans Dieu, sans foi, sans idéal. Un martyre, bien sûr, inutile, gratuit.

Le lendemain matin, je revins à l'hôpital, chargé d'un pantalon propre et d'autres vêtements de rechange que j'étais allé prendre chez lui : il fut agacé par leur quantité qui prouvait ma crainte d'un séjour prolongé. Il s'était disputé avec une femme de salle qui entrait à tout bout de champ sans s'annoncer. Il était encore tôt.

Je n'avais encore parlé à aucun interne dans l'hôpital, même s'ils m'avaient souvent croisé dans les couloirs ou dans sa chambre. Une interne que je vis pour la première fois entra et, comme toujours, me fit sortir. Je restai dans le couloir. Elle me voyait par la vitre de la porte et son regard qui rencontra le mien à plusieurs reprises manifestait son énervement d'être surveillée. Il va de soi que je ne la surveillais pas, mais j'avais du mal à jouer une sérénité bienveillante, ainsi relégué dans le couloir et avec pour seule information celle que je tenais d'un malade peu bavard et lui-même angoissé.

C'était une jeune femme brune aux yeux durs, aux cheveux tirés en queue, aux gestes nerveux. Elle ressortit et passa devant moi, sans un mot, sans un regard. Puis elle revint vers moi au moment où j'allais rentrer dans la chambre. Voici les mots qu'elle m'adressa : « Les visites sont interdites le matin. — Je sais », lui ai-je répondu, éberlué par l'énormité de sa bêtise. « Mais il n'avait plus de vêtements. Je les lui ai apportés. » Pourquoi ai-je dû donner cette justification ? Pourquoi ne lui ai-je pas foutu une baffe ? Je regrette cette baffe qu'elle n'a pas reçue. C'étaient, dans l'absolu, les premières paroles que m'adressait un médecin dans l'enceinte de l'hôpital, à son propos.

Je me suis maîtrisé consciemment pour éviter qu'il ne subisse les contrecoups d'une altercation. C'est lui qui avait affaire à elle. C'est sur lui que cette conne se vengerait. En attendant, elle hochait la tête et s'éloignait. Elle m'avait lancé cette remarque aigre parce qu'elle ne pouvait formuler de diagnostic. On ne comprenait pas la cause de son ballonnement et de ses douleurs très violentes. Il y avait une tache noire sur sa radio. On ne parvenait pas à l'interpréter.

Si certaines infirmières ont le génie de l'improvisation, il fallait croire que certaines internes n'avaient pas celui de la diplomatie. Ce qui me stupéfiait, c'était que cette conne, travaillant quotidiennement dans un service dont les malades étaient en majorité des hommes entourés d'hommes n'ait pas adapté à cette situation particulière — qui pour elle aurait dû devenir banale — ses préjugés. À la femme d'un malade ou au mari d'une malade, elle n'aurait peut-être pas adressé ce reproche. Au contraire, naturellement, elle lui aurait fait part de ses hésitations, elle lui aurait sans doute exposé ses différentes hypothèses, du moins si on l'avait interrogée. À moi, on disait seulement de débarrasser le plancher. Elle était culpabilisée de ne pas savoir diagnostiquer une nouvelle complication et se sentait jugée par moi.

Je n'osai pas lui en parler. Il était lui-même hors de lui. Il souffrait trop. Je rentrai chez moi. Sur le chemin de retour, je me suis demandé : et si je l'avais aimé d'amour, et si j'avais vécu avec lui, si sa mort devait être la fin de ma vie, comment aurais-je réagi à cet incident ? Comment réagissent ceux qui, dans les hôpitaux du monde entier, voient mourir leur amant et sont ainsi traités par une conne ou un con américain, italien, allemand, anglais, brésilien ? Fichez le camp, laissez-nous seuls, le malade et nous, la maladie et nous, seuls, dans notre laboratoire humain, face au virus et à son bouillon de culture, aux taux, aux chiffres, aux courbes, aux éprouvettes. Ici, ça baisse et là, ça monte. Et ce qu'on perd ici, on le gagne ailleurs.

Après-midi. Changement de personnage. Réconciliation inattendue avec l'intelligence médicale. L'interne conne est remplacée par une chef de clinique que je ne connais que de nom et que j'ai à peine aperçue, une fois, dans l'aile italienne au cours de la précédente hospitalisation. J'arrive au moment de l'auscultation. J'attends dans le couloir. Dès qu'elle sort, elle, qui connaît à peine mon visage, mais qui ne sait pas qui je suis, me parle spontanément. Elle a compris que je venais le voir souvent, que j'étais pour l'instant son lien avec le « monde civil ». Elle commente devant moi une radio accrochée dans le couloir près de la porte de sa chambre, sur un tableau lumineux. La tache noire qui le fait souffrir est peut-être une métastase, peut-être une hémorragie, peut-être autre chose encore. Va-t-on l'opérer ? Peut-on seulement l'opérer ? Le veut-il ? Il ne le veut pas.

Dans les jours qui suivirent, plusieurs diagnostics se sont succédé, complètement contradictoires. On faillit effectivement l'opérer. Un chirurgien est même venu l'examiner. On comprit enfin la cause de sa souffrance qui ne cessait d'augmenter. Le kinésithérapeute qui le massait chez lui pour l'aider à respirer et à éviter des contractions douloureuses de ses poumons quand il toussait avait trop appuyé sur ses côtes flottantes et les avait brisées.

Je le raccompagnai chez lui. Quand le kinésithérapeute l'apprit, il commenta simplement : « Ça arrive sans arrêt avec les vieux. » À trente-six ans, il découvrait qu'on le considérait comme un vieillard. Désormais tout pouvait se produire. Et en effet une septicémie survint.

Le lendemain de sa quatrième et dernière hospitalisation, je me présentai dans sa chambre, le matin. Il avait eu des nausées très violentes. Mais il s'était reposé et s'amusait de la présence du roi des Belges que l'on allait opérer du cœur. Il patientait dans son lit, à peu près serein. Il me demanda de préparer ses bagages, parce qu'on allait le transférer au même étage dans l'autre aile, dans le service d'Annie. J'allai vérifier que tout était prêt. La surveillante de l'étage avait tout prévu. Je n'eus pas à prononcer son nom : elle m'avait reconnu. Il pouvait encore marcher.

Cette semaine-là, j'allais être seul avec lui. Son autre ami écrivain était en tournée pour la promotion de son livre. Mais il lui avait laissé tous les numéros de téléphone où il pouvait être joint.

Je descendis au bureau des admissions pour vérifier que tout était en ordre. J'étais obsédé par les numéros de téléphone des personnes à appeler en cas d'urgence. Maintenant l'urgence ne pouvait être que l'annonce de sa mort. Il n'y avait plus que mon numéro, mais j'étais presque toujours à l'hôpital. J'avais tout à fait cessé de travailler, de traduire, d'écrire. J'avais même rédigé une lettre à l'intention d'un de mes éditeurs avec lequel j'étais en train, à cause d'un retard exagéré, de rompre un contrat. Mais qu'expliquer ? Devais-je dire que ma vie était foutue en l'air ? Depuis plusieurs mois, nous n'osions plus faire aucun projet de voyage, nous n'invitions plus personne. De quoi aurais-je parlé à mes amis ? Aurais-je répété la scène hystérique de Cologne ?

En effet, je l'ai répétée. Le surlendemain de son hospitalisation, on ne savait toujours pas précisément la cause de sa septicémie. Mais on supposait que le nid de germes était dans le port-a-cath, parce que sa poussée de fièvre la plus spectaculaire avait eu lieu lors d'une perfusion. Ce qui devait le protéger était en train de le détruire. On avait donc arrêté toute utilisation de sa prothèse et on le piquait à nouveau sur ses bras tuméfiés, squelettiques, livides.

Pour un examen, on devait le transporter par les sous-sols à l'autre bout de l'hôpital. Je suis arrivé par hasard dans sa chambre au moment où on l'en ramenait. Il était bleu, il hurlait et pleurait, claquait des dents, tremblait. Il était en train de mourir. Il ne mourut pas ce jour-là. Mais ce qui commença ce jour-là fut la certitude en moi et en lui que la mort était au seuil, le caressait, l'attendait et l'attirait. Un brancardier avait été brutal avec lui, on ne l'avait pas assez couvert, il avait uriné sur lui. Uriner, se couvrir, se laver devinrent ses premières préoccupations quand la souffrance ne le paralysait pas. Mais rapidement la souffrance fut son seul rapport au monde.

Après l'avoir vu bleu et tremblant, je ne suis pas rentré chez moi. J'étais invité à un cocktail sur une péniche amarrée sur la Seine. Lui aussi, il avait été invité. J'y entraînai un ami italien de passage à Paris. La plupart des invités de ce cocktail le connaissaient et le savaient malade. Mais s'ils m'interrogeaient dans la cohue, il n'était pas question pour moi de leur donner des détails. En revanche, je n'étais plus en mesure de cacher la façon dont je passais mes journées aux amis les plus proches. Je m'apercevais que je devenais intarissable sur ce chapitre. Il m'était impossible de me contrôler. Chaque précision que je donnais sur son état physique, les hypothèses des médecins, le comportement des infirmières, la vie quotidienne à l'hôpital m'était un soulagement. Comme ça le demeure au moment où j'écris ces lignes.

Dans la foule, je tombai sur son autre ami écrivain qui ne partait en tournée que le lendemain. Je lui demandai de me suivre un peu à l'écart, mais nous ne pouvions pas nous isoler. Nous avions trop de connaissances qui s'approchaient de nous en souriant. Je parvins à lui dire : « Ça ne va pas du tout. » Il me regarda et allait me répondre quand survint une de nos anciennes collègues, à lui et à moi, quand nous travaillions chez le même éditeur. Elle nous mit à chacun une main sur l'épaule, comme si elle savait de quoi nous parlions. Nous sommes restés muets tous les trois et je me suis éloigné pour rejoindre mon ami italien.

Nous sommes montés sur le pont de la péniche. Le cocktail avait été organisé par le journal pour lequel nous travaillions. Une exposition de nos articles représentatifs avait été accrochée dans la péniche. Le sien, l'un de ses plus récents, faisait l'éloge du dernier grand roman homosexuel anglais. Il y avait adopté un ton que je lui avais connu autrefois, à notre période militante commune, quand nous nous étions rencontrés. Lui qui pourtant reniait cette époque de sa vie, voilà qu'il avait malgré lui renoué avec cet enthousiasme provocant. Et c'était l'image que l'on avait décidé, à juste titre, de donner de lui. Il n'avait pas renoncé à écrire pour le journal. Je lui avais apporté à l'hôpital deux livres qu'il avait reçus chez lui et qu'il avait envie d'avoir à son chevet, tout en étant incapable de les lire désormais, à cause de ses troubles visuels et de sa souffrance. Mais nous faisions, au journal, comme si on pouvait encore lui commander des articles. Cette illusion, c'était en partie moi qui, au mépris du bon sens, tentais de l'entretenir. On avait beau me répondre que le solliciter, c'était le contraindre à refuser et lui rappeler quelle était son incapacité physique, je m'obstinais stupidement. En effet, quand il dut déclarer forfait, il se sentit en faute et nous en voulut de ne pas comprendre combien désormais il était malade. Il me supplia de donner des raisons de son refus, des raisons médicales plausibles sans être alarmantes. Je devais dire qu'il s'était cassé une côte, comme si cet accident allait paraître naturel indépendamment de son état de santé général. De même sa première hospitalisation avait dû être publiquement expliquée par une pneumonie. Une pneumonie de printemps à trente-cinq ans.

Sur le pont de la péniche, j'étais près de mon ami italien qui me laissa parler. Il faisait très chaud ce jour-là, il allait tremper ses draps. Lui avais-je assez apporté de tee-shirts et de pyjamas ? Il fallait que je l'appelle.

On voyait, au-delà du fleuve noir où dansaient les reflets des lumières de la péniche et du Front de Seine, l'allée des Cygnes. Le ballet des dragueurs continuait sur l'île. Pourquoi la vie, même porteuse de mort, se serait-elle arrêtée ?

Je quittai la péniche et, suivi de mon ami italien, je me précipitai dans un café pour l'appeler. Au comptoir se trouvait son autre ami écrivain. Je repris notre conversation interrompue et lui expliquai plus longuement comment s'était passée la journée à l'hôpital. Je lui décrivis son retour de l'examen.

Je l'obtins au téléphone. Il était calme. Il me demanda si le cocktail était sympathique. Je lui dis lequel de ses articles avait été choisi et il en fut content, parce qu'il aimait vraiment beaucoup le livre et son auteur qu'il avait rencontré à Londres plusieurs fois, sans doute au cours de semblables soirées. Il se sentait mieux. Il allait dormir.

J'ai dormi moi aussi. Et le lendemain matin, après lui avoir téléphoné, j'ai hurlé à mon tour. J'ai tapé contre les murs. Je ne savais plus ce que je disais, ce que je faisais. Je n'avais pas eu de pareille crise de nerfs depuis quinze ans. Je croyais que ce genre de possession ou plutôt de dépossession de soi appartenait à un passé qui ne reviendrait plus. Il y a quinze ans, c'était lié à une situation sentimentale inextricable par les moyens que je me donnais alors.

Là non plus, je ne pouvais rien résoudre par mes

propres moyens. Ma fureur hystérique venait de la conscience de mon impuissance et, peut-être aussi, de l'idée qu'il ne l'admettait pas assez lui-même. Qu'aurais-je voulu ? Qu'il comprenne qu'il était en train de mourir ? Dès le matin, il m'avait appelé, réclamant une crème spéciale pour ses veines. Comme on ne pouvait plus faire usage du port-a-cath et que pour arrêter la septicémie on était contraint de lui faire des perfusions continues, il avait des sortes d'indurations aux bras.

J'avais maintenant besoin d'être seul pour m'occuper entièrement de lui. Son autre ami écrivain était donc parti en tournée. Il ne voulait voir plus personne. Bien que j'aie, avec son assentiment, communiqué son numéro de téléphone à quelques amis, peu à peu, il refusait de répondre. Il laissait sonner, ne décrochait plus.

Pendant deux ou trois jours, il put encore se lever pour aller au cabinet de toilette se laver. Mais chaque pas déclenchait des quintes de toux incontrôlables. Il crachait dans de petits écrins en carton ciré dont il admirait la forme : il s'était curieusement attaché à ces objets qui l'entouraient. Il craignait d'en manquer. J'allais m'en procurer moi-même dans le bureau des infirmières qui me laissaient me servir.

Il ne pouvait plus se retourner dans son lit. Il fallait donc qu'il ait à portée de la main ces écrins cirés. Il ne fallait pas changer leur place pour qu'il les distingue sans avoir besoin de les regarder et de les ouvrir : les propres d'un côté, les pleins de l'autre. Au cours de la semaine, il se mit à cracher du sang. On ne s'en étonna pas. Il eut lui-même une sorte d'étonnement enfantin, mais se résigna avec dégoût aussitôt après.

Il n'avait plus que des perfusions d'antibiotiques et prenait le reste de ses médicaments par voix buccale. Quels médicaments ? Il en savait très précisément le nom, la fonction, les dosages. Pour moi, ce n'était rien de plus que des noms qui cachaient vaguement son délabrement généralisé.

Comme on avait dû interrompre le traitement de ses yeux par perfusion, afin d'enrayer plus vite la septicémie, il dut être piqué à l'œil directement. Mais il ne voyait plus de l'œil droit. Parfois je l'oubliais et il m'engueulait quand je plaçais des objets dont il avait besoin, Kleenex, crachoirs, thermomètre, agenda, flacon de comprimés, du mauvais côté. « Tu n'as pas compris que je vois que dalle de cet œil ? »

Je restais assis près de lui, muet. Je regardais le paysage par la fenêtre. Une très haute cheminée de brique qui dominait un triste bâtiment central où l'on brûlait les déchets contaminés. On aurait dit un four crématoire. Il était placé en face de la morgue, mais je l'ignorais alors. Quand j'étais debout, je voyais aussi les pompes funèbres. Je me disais que c'était là sans doute que j'irais quand il serait mort. Et c'est là qu'avec sa famille je suis allé quand il est mort.

Lorsque la nuit tombait, le chantier au-delà de l'hôpital s'éclairait. Les grues ainsi réduites à des structures lumineuses aux yeux scintillants étaient poétiques dans la grisaille du crépuscule. Je lui disais qu'on se serait cru à Manhattan. Mais je ne suis jamais allé à Manhattan. Lui, si. Il est souvent allé à New York où il a situé la fin de son premier roman.

La guerre a recommencé avec le personnel hospitalier. Une nuit, il cessa tout à fait de dormir. Le sang refluait dans les tuyaux de perfusion dont le débit avait été réglé au ralenti. Il en comprit immédiatement la raison. Pour ne pas être réveillée au milieu de la nuit où elle aurait dû recharger les bouteilles, l'infirmière de garde avait réduit le débit, ce qui lui donnait, à elle, un répit jusqu'à l'aube. Il fit un esclandre. Ce n'était pas le dernier.

Le lendemain matin, il ne supporta plus la joyeuse humeur bruyante et brutale d'une infirmière antillaise. Elle était, c'est vrai, tonitruante. Elle ne toléra pas d'être critiquée et l'envoya balader. Mais envoyer balader un mourant cloué à son lit n'est certainement pas une réplique recommandable.

Annie heureusement arrivait au début de l'après-midi avec Danielle que je ne connaissais pas encore. Annie et Danielle me parurent à moi aussi les seules personnes à se rendre compte de ce qui était en train de se produire. Ce n'était pourtant pas bien compliqué. On leur confiait un homme de trente-six ans qui n'avait que quelques jours à vivre.

Danielle est une technicienne de la douceur. Elle vient aussi souvent qu'on l'appelle. Elle sourit et parle moins qu'Annie. Je la vois par la fenêtre quand elle arrive, contournant le four, longeant la morgue. Je reconnais ses cheveux courts et gris, son visage lisse et maternel, son air affairé, disponible, efficace. D'où vient-elle ? A-t-elle traversé Paris ? Qui laisse-t-elle chez elle ? Enfants, mari, amis ? Quand je vais dans le bureau des infirmières, Danielle m'écoute, prend note silencieusement, gravement de chacune de mes demandes. Avec elle comme avec Annie, j'ai l'impression de parler sans effort. Combien l'intelligence, l'intuition, la sensibilité reposent. Elles ont compris que désormais je viens tous les jours, du matin au soir.

Annie a eu une idée de génie. Elle a acheté son livre, son troisième roman, en deux exemplaires, un pour elle et un pour Danielle. Elle a laissé ces deux volumes dans sa chambre, en les cachant. C'est une surprise pour Danielle. Il les dédicacera. L'idée d'Annie m'en a donné une autre, mais Annie m'a devancé d'une encolure. J'apporte à mon tour trois exemplaires de ses souvenirs d'enfance, parus en même temps que son dernier roman. Le troisième est pour André, « couli » martiniquais qui le réconcilie avec les îles tonitruantes.

André est stagiaire, quoique de l'âge d'Annie et de Danielle. Il rit de son retard. Il rit de tout. Il a une bonne humeur un peu envahissante, mais en somme irrésistible. André, lui aussi, a une idée. Il doit passer un examen pratique avec un malade dans trois semaines : c'est lui qu'il choisit. Dans trois semaines ? André ne sait donc pas dans quel état il est ? Y a-t-il dans l'hôpital une superstition généralisée ? Doit-on vaincre le mal par des conjurations rituelles ? Le rire d'André est-il une manifestation d'inconscience ou d'inconscient ? Non, c'est une arme. Toutes les armes, à présent, sont bonnes. Il dit à André que s'il passe son examen pratique avec lui, il aura intérêt à ne pas oublier ses gants. C'est sa façon à lui de plaisanter. Mais les infirmiers ne mettent des gants que pour le changer.

Il reçoit une visite de deux amies. L'une est son lien avec l'Amérique, l'autre avec la Russie, quoiqu'elles soient toutes les deux françaises. Celle que j'appellerai l'Américaine est la meilleure amie du premier auteur américain qu'il ait traduit et qui, après avoir vécu à Paris, est retourné aux États-Unis. L'Américaine est de ceux qui sont venus souvent le nourrir chez lui. C'est elle qui l'a accompagné lors du premier examen qui a révélé son cancer. Elle lui apporte un parfum qu'il lui a commandé, « Eau sauvage » de Dior. La Russe est apparentée à l'écrivain qui compte le plus dans sa vie. Voilà donc dans la chambre d'hôpital son univers littéraire réuni, les pôles rassemblés dans l'amitié de deux femmes qui pourraient être sa mère, ses mères. Je suis là, debout contre le placard. Nous avons du mal à maintenir fluide la conversation que sa toux interrompt à tout moment. Souvent il leur coupe la parole avec brutalité quand elles abordent un sujet qu'il ne veut pas entendre. Elles le connaissent, se taisent et passent à autre chose.

Il veut leur présence, il veut les voir et les entendre, mais il ne veut pas être mondain. Il ne veut être ni mondain ni dramatique. Ni détachement ni pathos. Il faut et il ne faut pas parler de sa maladie. Il faut et il ne faut pas parler du monde extérieur.

Quand elles se retirent, il est soulagé et déjà regrette leur départ. À nouveau, je m'assieds près de lui, je reste là plusieurs heures, le plus souvent muet. Les infirmières ne me demandent plus de sortir, ni lui, à aucun moment.

Je croyais la stratégie médicale abandonnée, mais elle réapparaît. On repasse à l'attaque sur plusieurs fronts. Son médecin envisage, lorsque la cure d'antibiotiques sera terminée, de tenter une séance de chimiothérapie. Par piqûre intraveineuse ou par le port-a-cath ? Les veines tiendront-elles ? L'infection ne va-t-elle pas se propager à nouveau ? Peut-être même pourrait-on le réopérer et lui mettre un autre port-a-cath ?

Un matin, je croise son médecin dans le couloir. Je l'arrête et lui parle. J'ai besoin d'avoir des informations directes, de sa bouche. Nous sommes devant la porte de l'ascenseur. Je n'ose pas, sur le moment, lui poser des questions. Je lui demande simplement : « Vous me reconnaissez ? » Bien entendu, il me reconnaît. Il me dit avec légèreté qu'il a vu ma photo dans le journal. J'avais oublié : nous avons été photographiés tous ensemble au journal. C'était pour célébrer l'anniversaire du supplément littéraire. « Il m'a montré votre photo, me dit-il, mais je vous aurais reconnu, je vous avais vu le soir où vous l'avez accompagné. » Pourquoi nous précisons-nous tout cela ? Parce que nous craignons tous à l'hôpital de perdre notre identité. Ce n'est donc pas seulement une crainte de malade. Nous redoutons de cesser d'exister.

Je lui avais apporté cette photo collective où nous ressemblions à des passagers sur un paquebot, avant le départ, les mains sur la rambarde. Mais lui, qui serait le premier à partir vraiment, n'y figurait pas.

La photo avait été prise plus d'un mois auparavant. Je n'avais pas osé lui rappeler la date où tous les collaborateurs du supplément littéraire étaient convoqués, parce que je savais qu'il ne pourrait pas venir. En découvrant la photo dans le journal, il avait simplement soupiré : « Je n'y suis pas. » Mais il avait montré mon visage au médecin comme une preuve que j'existais, moi aussi, en dehors de l'hôpital.

« Est-ce que je peux venir vous voir ? » ai-je demandé au médecin devant l'ascenseur. Il me fournit son numéro de téléphone et les heures où je pourrais nor-

malement le joindre directement à son bureau. C'était
plus qu'une politesse. C'était une invitation.

En rentrant dans la chambre, je lui ai annoncé que
j'avais croisé son médecin. « Qu'est-ce qu'il t'a dit ?
— Rien, nous nous sommes salués. Il m'a dit qu'il avait
vu ma photo dans le journal. — Je sais, c'est moi qui la
lui ai montrée. — C'est ce qu'il m'a dit. »

Sous ce dialogue anodin — encore que même littéralement il ne le fût déjà pas totalement — il y en avait
un autre. C'était la première fois que quelqu'un parlait
de lui en son absence. J'avais pour la première fois un
rapport direct avec sa maladie, sans passer par son filtre,
par son interprétation. Il ne protestait pas, il me laissait
la voie libre. Il était ridicule de ma part d'avoir chargé le
hasard d'organiser cette rencontre avec le médecin. Il
devenait essentiel d'avoir avec lui une conversation. Je
commençais à comprendre à peu près ce qui se passait
dans cet hôpital : ce que les médecins savaient et ignoraient, ce qu'ils envisageaient. C'est-à-dire que j'avais
une grossière intuition de leurs hypothèses et des limites
de leur pouvoir.

Il accepta que son frère vienne avec sa femme. Ils
s'étaient téléphoné. Il ne pouvait les empêcher de venir,
mais, tout en désirant leur présence, il craignait le spec-
tacle qu'il offrait. Il ne pouvait plus du tout quitter son
lit et il parlait avec difficulté, la moindre vibration provo-
quant aussitôt une quinte de toux.

J'étais, comme presque toujours, dans sa chambre
quand ils frappèrent. Je sortis pour les faire patienter.
Son frère, plus âgé que lui, lui ressemblait beaucoup et
je crois que je le lui ai dit aussitôt. Ils ont écouté triste-

ment la description que je faisais du traitement et des incertitudes. Je revins dans la chambre. « Qu'ils attendent ! » dit-il sèchement. Il ne savait quelle position prendre pour ne pas étouffer et pour souffrir un peu moins. Il se calma. « Qu'ils entrent. » J'allai les chercher et m'éclipsai.

Il m'appela le soir. Ils s'étaient disputés. Il leur reprochait de ne pas comprendre qu'il n'était plus temps de lui parler du reste du monde. Le monde avait cessé d'exister. « On ne doit plus me parler comme avant. » Il me répéta plusieurs fois cette sentence comme il avait dû la leur répéter. Pour avoir assisté à une conversation difficile quelques jours auparavant, je pouvais imaginer la tension de cette visite.

Le lendemain, plusieurs amis voulurent le voir. Il refusa systématiquement par mon intermédiaire. Il continuait à se quereller avec l'infirmière sonore du matin. Il ne voulait plus personne auprès de lui sinon son autre ami écrivain, toujours en tournée, et moi. Toutefois, il s'inquiétait de ce qu'on pensait de son absence à son bureau. J'avais donné quelques coups de téléphone pour avertir son employeur de son hospitalisation et je finis par conseiller à une de ses collègues de venir, en l'avertissant que peut-être je lui refuserais la porte, si jamais il n'était pas en mesure de lui parler. Elle me dit qu'elle repartirait ou qu'elle attendrait.

Quand elle frappa, il n'était pas en mesure de lui parler. Il cherchait longuement une position où il n'étoufferait pas. Il était ou trop couché ou trop assis. Les oreillers n'étaient jamais à la hauteur qui convenait. Il était devenu impossible de modifier leur position sous lui sans le faire souffrir. Il craignait tout mouvement autour de lui, toute brusquerie. L'agitation de l'infirmière tonitruante du matin l'épuisait. Il suppliait la tonitruante de ne pas crier, de frapper avant d'entrer. Elle répondait : « Je ne vous agresse pas, c'est vous qui prenez tout mal. » Il pleurait et elle était épouvantée de le voir pleurer.

Dans l'après-midi, il était toujours épuisé par ces disputes, ces pleurs du matin qui venaient après une nuit d'insomnie. « Je ne suis jamais seul », disait-il, confondant désormais dans une même agression générale venue de l'extérieur toute intrusion dans sa chambre. Même lorsque je tapotais avant de pénétrer, il protestait, mais se calmait dès qu'il me reconnaissait. « Ah, c'est toi. »

« Cessez de vous agiter, soyez plus calme, vous parlez trop vite, vous marchez trop vite », disait-il à tous. Ses étouffements l'empêchaient non seulement de remuer, mais de parler. Il n'osait plus articuler.

Celle que j'avais convoquée attendit donc dans le couloir. Je lui avais dit de patienter. Il me demanda de la faire entrer. Par chance, le matin même, c'était jeudi, un article important avait paru sur un des auteurs qu'il publiait. Ils commentèrent cet article avec sympathie. Pour la première fois depuis son hospitalisation, je l'entendais s'intéresser au monde extérieur, à ce qui avait été son monde professionnel.

Elle savait que ce monde professionnel, elle le représentait seule à ses yeux. Elle avait avec lui le détachement idéal. Elle ne commentait pas son état auquel je l'avais préparée. Elle souriait et quand elle le voyait fatigué, fermant les yeux, elle se tournait vers moi et nous continuions tous deux, elle et moi, notre conversation sur des sujets qui nous étaient familiers à tous trois et auxquels il pouvait participer en silence.

Elle partait le soir même pour Venise et elle en était heureuse. C'est parce qu'elle n'essaya pas de lui cacher ce bonheur qu'elle éprouvait de partir pour Venise qu'il supporta agréablement cette visite. Il avait toujours aimé sa sincérité, sa droiture, malgré les quelques frictions qui les avaient opposés. Ce n'était pas son amie la plus intime, mais c'était quelqu'un sans faille. J'imaginais l'effort qu'elle devait faire pour nous dissimuler à lui et à moi son émotion devant sa déchéance physique. Je l'imaginais, mais je ne le vis pas.

Le mot déchéance fut prononcé par lui. C'était un affaiblissement général, une perte de ses capacités physiques, mais ni mentales ni intellectuelles. Dans sa poitrine, la tumeur était devenue telle qu'elle écrasait constamment ses côtes et sa vessie. Il craignait l'incontinence et me demanda de lui acheter des couches. La pharmacienne à laquelle je me suis adressé m'a expliqué froidement les différents types de couches pour adultes qui existaient. Couches adhésives, couches flottantes, couches-culottes, plastifiées, doublées, pour petites ou grosses quantités. Il y avait une industrie de l'incontinence. Je demandai à la pharmacienne de me mettre le sac dans un autre sac, par pudeur.

Le lendemain matin, vendredi, j'appelai le médecin à son bureau de l'hôpital. Il était là, comme prévu. Il me donna rendez-vous pour l'après-midi même à six heures. Oui, bien sûr, nous allions parler de sa maladie, de ses traitements, de lui.

En attendant, j'allai à l'hôpital le matin et dès que je fus dans sa chambre, il me demanda de l'aider à faire sa toilette : les cheveux, les dents, le visage. J'étais assis près de lui et je m'écartai un peu pour ne pas être éclaboussé. Il remarqua mon mouvement et me dit : « Tu n'as rien à craindre. » Il faisait bien sûr allusion à la contagion. À un autre moment, je tournai la tête vers la fenêtre pendant qu'il se lavait les dents. Il prit une voix plaintive d'enfant : « Je te dégoûte. » Je ne répondis pas.

Ce jour-là, vendredi, il eut plusieurs quintes atroces dans la matinée. Il me demandait de lui tenir la main. Nous avons toujours eu très peu de contacts physiques. Contrairement à la plupart de ses autres amis, je ne l'embrassais jamais. Bien sûr, je ne lui serrais pas non plus la main. Nous ne nous touchions pas. Lui tenir la main prenait donc dans ces conditions une grande importance.

Dans l'après-midi, je le laissai, en lui annonçant que j'allais voir son médecin. Lui-même attendait la visite d'une amie qui avait été pendant plusieurs années très proche, une amie qu'il avait adorée et dont il s'était éloigné depuis la dernière hospitalisation. Elle avait voyagé et revenait. Je n'avais pas eu le temps de la prévenir de l'état dans lequel elle le retrouverait, des précautions qu'elle devait prendre dans leur conversation, des silences qu'elle devait accepter. Je ne l'avais pas prévenue qu'il était en train de mourir. Elle le découvrirait elle-même.

J'attendis le médecin devant l'entrée de son bureau. La brune antipathique m'aperçut et se fit diligente pour le chercher à travers l'hôpital. M'aurait-il oublié ? Je ne le crus pas un seul instant.

Près de moi, deux femmes parlaient d'un malade des reins qui reprenait des forces. C'étaient des bourgeoises au ton dynamique, mère et fille, la femme du malade et sa fille. Peut-être ce malade inconnu avait-il frôlé la mort ? Ce ton qui m'était désagréable n'était alors que l'excitation de le savoir sorti d'affaire. Mais je ne supportais pas leur accent, leur vocabulaire, leurs rapports mutuellement excédés. J'étais mauvais juge. Elles allaient retrouver leur vie bourgeoise avec leur malade ressuscité.

Le médecin apparut et me fit entrer aussitôt dans son bureau étroit. Je commençai mon monologue. Il y avait plusieurs informations que je voulais lui donner sur moi, et plusieurs renseignements que j'attendais de lui. Mais il y a surtout ce que nous nous sommes dit et que signifiait, indépendamment même de son contenu, notre conversation. Je voulais lui apprendre que j'étais son interlocuteur, en cas de décision à prendre. Il s'agissait de tourner autour de cette litote. Je me sentais accablé par la responsabilité qui avait pour nom cette litote.

Il me demanda de m'exprimer plus clairement, ce que je fis. Fallait-il pousser la médicalisation à outrance ? Il ne voulait plus souffrir. Le médecin me répondit que nous n'étions pas dans un processus de médicalisation à outrance, qu'on était en train d'enrayer une septicémie, qu'il souffrait beaucoup à cause de sa tumeur et de ses côtes brisées et qu'il fallait attendre que le danger de la septicémie soit tout à fait écarté pour envisager une chimiothérapie. Je savais déjà tout cela. Il m'expliqua — avec calme, clarté et sourires inquiets, dans un langage raffiné d'intellectuel scientifique qui a l'habitude de parler avec des intellectuels non scientifiques, dans le langage qu'il avait tenu avec lui au cours de ces consultations qu'il avait tant attendues et qui lui avaient donné une telle force — qu'il y avait plus d'un an que son cancer pulmonaire était avancé de façon dramatique, mais qu'il avait toujours su résister aux attaques de la maladie. Il avait un raisonnement d'un optimisme déconcertant.

Je lui demandai s'il pensait qu'il pourrait rentrer chez lui. Il me regarda un instant et se tut — pas assez pour donner l'impression d'hésiter, mais trop pour donner celle que sa réponse était spontanée — avant de me dire en hochant la tête. « Certainement, oui, je le pense. » Cette réponse, en soi encourageante, me désespéra. Peut-être n'ai-je écrit ce livre que pour avouer ici ce sentiment de désespoir que j'ai éprouvé en entendant qu'il allait vivre encore.

« Vous n'entreprendrez rien sans obtenir son accord ? demandai-je. — Non seulement, nous n'avons jamais rien entrepris sans avoir son assentiment, mais c'est même lui qui a pris des décisions importantes sur la priorité des traitements. »

C'était en effet une des questions graves de cette maladie, que de savoir dans quel ordre et à quel rythme soigner les multiples infections opportunistes. Il ajouta : « Mais il n'est pas question pour nous de hâter sa mort. » Parlait-il dans l'absolu ou en rapport avec ce qu'il pensait savoir de son état ?

C'était une conversation qui présentait pour tous deux d'énormes difficultés. Il me voyait longuement pour la première fois. Même s'il était assez intelligent et intuitif pour deviner ce que je pouvais comprendre dans ses propos, il pouvait craindre une mauvaise interprétation. Je lui avais dit que cette conversation n'était pas de ma seule initiative. Il l'avait voulue, je le tiendrais au courant de son contenu, c'était lui qui m'envoyait, qui avait besoin de me savoir informé.

Il me répéta que la transparence avec les malades avait toujours été son principe, si dur soit-il parfois.

Mais quoi que nous nous soyons dit ce soir-là — et qui était dans les limites les plus strictes de l'éthique médicale —, il n'est pas interdit de penser que cette conversation revêtait un autre sens et que les conclusions réelles étaient différentes de celles qui avaient été exprimées. Si cette démarche était pour moi une nouveauté, il avait, de son côté, une tout autre expérience et devait interpréter les appels comme il convenait.

Dès que je fus rentré chez moi, à pied, dans cette longue rue que j'arpentais matin et soir, je l'appelai. Il souffrait, m'entendait à peine, paraissait totalement indifférent à la conversation que je lui rapportais. Il me dit, en articulant mal, que sa visite à lui s'était très mal déroulée, que son amie l'avait épuisé, qu'elle était ou trop bruyante ou trop pathétique, qu'il y avait une demi-mesure entre la mondanité et le mélodrame. J'étais atterré qu'il parût accorder aussi peu d'importance à une démarche qui m'avait coûté de tels efforts — car que venais-je de faire, sinon d'autoriser en son nom le médecin à avoir recours à l'euthanasie ? — et qu'il avait réclamée. J'étais triste qu'il fût insensible à l'affection d'une amie dont l'intuition, l'intelligence avaient tant compté pour lui. Ils avaient voyagé ensemble, en Bretagne, en Floride alors qu'il était déjà profondément atteint.

Je ne pus m'empêcher de téléphoner à des amis pour rendre compte intégralement de cette journée. Mais il me rappela. Il s'était calmé et me demanda de répéter lentement tout ce que je lui avais dit. Je le fis. « Je lui ai annoncé que j'étais son interlocuteur. Il m'a répondu qu'il ne ferait rien contre ton avis. Il m'a promis que tu pourrais rentrer chez toi. »

C'est peut-être parce que j'avais précisé cette dernière promesse qu'il n'y crut pas, car elle aurait dû aller de soi. Tout était très lent dans cette conversation téléphonique dont je me rappelle le contenu — ces trois phrases —, mais pas la forme, plus tâtonnante et plus vive en même temps.

Le lendemain matin, il m'appela pour me dire qu'il

avait bien dormi pour la première fois, parce que j'avais parlé avec son médecin et au cours de la matinée, de vive voix, dans sa chambre, il me répéta qu'il était heureux que j'aie parlé avec son médecin. Étrangement, il ne craignait pas qu'un complot entre nous se fomente : il se sentait, au contraire, en sécurité. La parole du médecin lui semblait doublée et fondée parce qu'elle s'adressait à moi aussi. Cette sérénité, c'était pourtant en quelque sorte la garantie de sa mort qui à présent la lui donnait.

Son autre ami écrivain revenait dans la journée. Je n'étais plus seul. Mais je commis une grave erreur. Pendant que je parlais avec le médecin, la veille, quelqu'un avait laissé un message sur mon répondeur téléphonique. C'était un éditeur, ami de celle qui lui avait rendu visite. L'éditeur me demandait de le rappeler au plus vite. Elle était profondément déprimée et lui avait tenu des propos angoissants.

Or le même soir, elle me téléphona elle-même. « C'est épouvantable », commença-t-elle. Elle me raconta sa visite. « Si je parle de moi, il m'accuse d'être mondaine. Si je parle de lui, il me dit de ne pas prendre ce ton tragique. Je parle ou trop fort ou trop doucement. Que doit-on faire ? » On ne pouvait rien faire. Je lui répondis qu'il valait mieux pour l'instant cesser toute visite.

Donc, le lendemain, l'éditeur me rappela avant même que je ne parte pour l'hôpital. Il me dit qu'il avait des nouvelles alarmantes par leur amie commune. Je répondis qu'en effet sa visite s'était mal passée, mais qu'il ne pouvait en être autrement. Il était en train de mourir. Il souffrait, il ne pouvait plus se lever, il ne pouvait plus respirer.

Et quand je le vis dans sa chambre, alors qu'il était presque heureux à cause de cette nuit de sommeil, j'ai eu l'idée stupide de lui dire que cet éditeur, avec lequel il avait des liens professionnels et amicaux, avait appelé dans la matinée pour avoir de ses nouvelles. « Quoi ? Un samedi matin ? C'est qu'il est inquiet pour moi. C'est elle qui l'a affolé. Elle affole tout le monde. On ne peut rien lui dire. »

Cette nouvelle, cet appel un samedi matin, continua de le préoccuper jusqu'à l'après-midi. Dans la matinée, il me demanda cependant de l'aider à faire sa toilette et il la fit entièrement, son corps entier avec un gant, sous les draps. Il était heureux à nouveau de se sentir propre.

J'avais croisé Annie dans le couloir. Avant de frapper à sa porte, je lui avais demandé comment il allait. « Comment ça va, vous ? » rectifia-t-elle. Bien sûr, la question était surprenante. Mais pas venant d'elle.

Dans l'après-midi, son autre ami écrivain réapparut. J'étais épuisé, je les laissai seuls.

Le lendemain matin, dimanche, il m'appela. « Qu'attends-tu ? Je suis en train de mourir. » Je réveillai son autre ami écrivain. « Il est en train de mourir. Je vais à l'hôpital tout de suite. » Dans ma voiture, je me rendis compte que j'avais oublié mes lunettes parce que je voyais mal la route. À l'entrée de l'hôpital, qui normalement était interdit aux voitures des visiteurs, mais où l'on ne m'avait jamais refoulé, je dis : « Laissez-moi entrer, je vais voir un malade qui est en train de mourir. » Dans l'interphone, le gardien ne me comprenant pas, j'ai dû répéter cette phrase absurdement mélodramatique. Ce n'était pourtant pas du mélodrame, c'était l'exacte description des gestes que je faisais.

Je vis dans le couloir le médecin et je me précipitai pour l'arrêter. « Que se passe-t-il ? demandai-je. Il m'a appelé. Il dit qu'il est en train de mourir. — Non, je viens de lui parler. Il respire avec difficulté, mais c'était seulement une crise. Nous allons voir ce que nous pouvons faire pour lui. Il aurait besoin de voir la psychiatre, mais nous sommes dimanche. Il se contracte trop quand il a des quintes de toux. Il faut qu'il se calme. »

Dans la chambre où il me vit entrer, il ne fit aucune remarque sur ce qu'il m'avait dit au téléphone une demi-heure plus tôt. Il n'avait pris ni ses médicaments ni son petit déjeuner. Je fis réchauffer son thé dans la cuisine des infirmières. Il prit lentement ses comprimés. Il était paralysé de souffrance sur son lit. C'est alors qu'il me dit que personne n'avait encore su décrire cette dernière lutte avec la mort à l'hôpital et que son autre ami écrivain et moi, nous en avions assez vu pour la décrire, que lui n'en avait pas eu la force.

Je guettais la porte, parce que je craignais que notre ami commun ne frappe et n'entre. Et lui, dans son lit, il comprendrait alors immanquablement que je l'avais averti et affolé.

Il voulut faire sa toilette. Je lui donnai un bassin qu'il n'eut pas la force de soutenir, il le renversa sur lui et mouilla son pyjama et les draps. Il éclata en sanglots. J'allai chercher une aide-soignante qui vint le changer délicatement.

Notre ami arriva, mais je bondis assez vite à la porte pour l'empêcher d'entrer et je lui demandai d'attendre midi, de se promener dans le quartier jusqu'à l'heure du déjeuner, ce qu'il fit. Il revint au bout de deux heures avec des plats de traiteur.

Mais il ne pouvait pas manger et il parlait à peine. Soudain il évoqua en pleurant son dernier voyage à Capri avec son ami. « On a voulu se jeter ensemble du haut de la falaise, mais on n'a pas eu le courage. »

Après une quinte de toux très douloureuse, il nous dit :

« Excusez-moi.

— Mais mon chéri ! » dit notre ami.

Il nous demandait nos mains alternativement. Il avait désormais presque continuellement les yeux révulsés et les paupières entrouvertes. Il hurlait, appelait sa mère, puis somnolait.

Je proposai, au bout de quelques heures, à notre ami commun de le raccompagner chez lui en voiture. Je ne savais plus quoi faire : tout me paraissait inutile et désespéré. Pendant le trajet, je racontai intégralement ma conversation avec le médecin. Notre ami était impressionné parce que, pour la première fois, il avait dû lui tenir la main pendant qu'il souffrait. Rien ne pouvait plus être communiqué que ce frémissement de ses doigts dans les nôtres.

Je crus pouvoir rentrer chez moi pour me reposer. Mais après avoir pris un café, je revins à l'hôpital, à pied cette fois-ci, toujours par cette longue rue commerçante.

Il se sentait mieux. La nuit tombait et il voulut regarder la télévision où il y avait une soirée électorale. Il mangea un peu ce que notre ami lui avait apporté et commenta avec moi la montée de l'extrême droite avec dégoût. Au bout d'un moment, sa souffrance ne lui permettait plus de concentrer son attention sur l'écran qu'il voyait à peine. J'ai dû rester jusqu'à neuf heures et demie ou dix heures et je suis rentré à pied.

C'est un rêve qui le lendemain me réveilla. Il était près de moi dans la voiture. Il me disait : « Tu me laisses mourir. Je suis en train de mourir et tu ne fais rien. »

Je téléphonai au bureau des infirmières. Une Antillaise me répondit. Ce n'était pas la tonitruante. Elle me dit qu'il avait passé une nuit comme les autres. Mais quand j'arrivai, elle me dit elle-même que ça n'allait pas fort. Il étouffait.

Il n'y avait plus aucune membrane pour séparer le rêve et la réalité. Je m'assis près de lui. Il n'avait pas pris ses médicaments. Il attendait le médecin qu'il avait déjà vu très tôt le matin même. Il prononça une phrase que je ne compris pas tout de suite : « Quand cesserez-vous de jouer tous avec moi ? » Il voulait dire que la médecine ne tenait pas ses promesses, non pas de le guérir, mais d'atténuer ses souffrances, et que nous étions, ses amis, les infirmières et le médecin, complices de cette impuissance inavouable, mais évidente.

On allait probablement faire sa chimiothérapie sans attendre la fin du traitement d'antibiotiques. Les externes défilèrent : c'étaient des enfants qui ouvraient des yeux épouvantés devant lui. Ils lui prenaient le pouls et trouvaient son état normal. Il avait les lèvres bleues et ne pouvait plus ouvrir les yeux.

Il avait eu une transfusion de sang, mais ses joues n'avaient gagné aucune couleur. La psychiatre arriva. Je les laissai seuls. J'attendis dans le couloir. Une visiteuse catholique avançait, la tête penchée de côté, un sourire figé aux lèvres. Elle regardait en coin, à droite et à gauche, par les portes entrebâillées, les malades étendus. C'était une vieille femme grise qui marchait sur la pointe des pieds à petits pas de danseuse. Une victime consentante l'accueillit.

Les femmes de salle étaient devenues avec moi d'une extrême prévenance. Elles savaient ce qui était en train de se produire pendant que les externes trouvaient normal le pouls d'un mourant aux lèvres bleues.

Il aimait bien la psychiatre dont il m'avait fait plusieurs fois l'éloge. Quand elle sortit, je l'arrêtai avant d'entrer. « Il lui faudrait de la... » Je ne comprenais pas, je crus qu'elle donnait le nom d'un calmant. Elle répéta : « de la musique ». Elle souriait nerveusement, parlait de façon saccadée. Est-il donc si difficile de savoir que l'on voit la mort, quand la mort est là ?

Il hurla mon prénom. Je me précipitai dans sa chambre. « Ne me laisse pas aussi longtemps seul. » Je lui dis que je parlais avec la psychiatre. « Elle ne comprend rien. »

Je m'assis encore une fois près de lui. Il me demanda à propos de son autre ami écrivain : « Il pense qu'on pourra me sauver ? »

Je voulais lui réchauffer son petit déjeuner. Mais il n'arrivait pas à le boire. Il voulut prendre ses médicaments, me demandant de vérifier le nom de chacun d'entre eux et les dosages. Il y avait un quart de comprimé dont il ne comprenait pas l'origine. J'allai me renseigner au bureau des infirmières. La tonitruante était douce. Elle me dit comme une cantilène : « Ça ne va pas fort. Ça ne va pas fort, ce matin. » Elle vérifia qu'il s'agissait d'un calmant. Je revins dans la chambre et il me demanda de lui prendre la main. Il dit : « J'ai peur. »

André est alors entré pour apporter la ration de médicaments de midi. Je suis sorti et je suis allé me cacher dans les toilettes du couloir, les toilettes des infirmières. Je me suis assis sur la cuvette et j'ai sangloté. J'avais du mal à étouffer ma voix. J'ai essuyé mes larmes avec le papier hygiénique. J'ai vérifié dans le miroir qu'il n'y avait pas de traces de pleurs sur mes joues, mais j'avais les yeux très rouges. J'ai attendu un peu dans le couloir avant de revenir.

Entre-temps, un interne avait ordonné qu'on lui branche un masque à oxygène. André a réglé le débit et m'a expliqué comment procéder.

Enfin le médecin est apparu. Et je me suis levé. Je l'ai entendu crier son prénom, Michel, quand le médecin lui a annoncé qu'on allait lui faire immédiatement une chimiothérapie. Le médecin s'est assis sur le bord du lit et lui a pris la main. J'étais encore dans la chambre.

Il a demandé au médecin ce qu'on allait lui donner comme produits. Le médecin les cita tous. Ces noms n'avaient aucune signification pour moi. En avaient-ils pour lui ?

Dans le couloir, le médecin me dit qu'il essayait de se procurer les produits et que la perfusion aurait lieu dans l'hôpital de jour. Il se peut que les événements de cette matinée se soient présentés dans un autre ordre. Il m'est maintenant très difficile de reconstituer la chronologie de ces heures. Peut-être ai-je croisé plusieurs fois le médecin et lui ai-je parlé plusieurs fois. Je sais que je l'ai vu téléphoner dans le bureau des infirmières et que nous nous sommes parlé alors qu'il attendait une réponse d'un laboratoire. Je sais qu'il m'a dit : « Il est bleu, n'est-ce pas ? » Il était debout, contre le mur, le combiné à l'oreille ; il paraissait me demander une confirmation. À quel moment était-ce ? J'ai moi-même utilisé plusieurs fois le téléphone des infirmières.

Une fois, j'ai buté sur l'interne brune à qui j'ai demandé d'appeler le médecin. Il y a donc eu un intervalle dans la matinée où le médecin n'arrivait pas et où l'on ne savait pas ce qui allait se produire. J'ai appelé l'amie américaine. Elle avait insisté pour que je lui dise qu'un spécialiste de San Francisco, en qui il avait une grande confiance, viendrait dans la semaine. Oui, je le lui avais dit, mais c'était trop tard.

Le transfert a eu lieu au début de l'après-midi. Avant que n'arrivent les brancardiers, il a eu le temps de me demander de fermer à clé son placard. Il a été changé. André est venu plusieurs fois régler sa perfusion où le sang refluait. Il a fini par débrancher les tuyaux. Danielle est venue à son tour. Annie aussi, pour l'aider à modifier sa position dans le lit. On remontait le sommier, on le redescendait. Nous étions toujours trop brutaux et trop rapides.

Quand les brancardiers ont commencé à pousser le lit dans le couloir, il m'a voulu près de lui. Nous allions passer par le sous-sol. Le labyrinthe est très étendu sous le parking de l'hôpital. On longe des tuyauteries, on grimpe dans des boyaux, on les dévale sans en comprendre l'orientation. Il ne cessait de demander aux brancardiers de ralentir ; comme ils l'ignoraient, j'ai dû retenir moi-même le lit roulant par le montant arrière. Pour cela, je suis passé derrière sa tête. Il ne me voyait plus et il a cru que je l'abandonnais aux brancardiers. Il m'a appelé. « Je suis là », lui ai-je dit. Et je pensais que nous étions dans les couloirs de la mort, que tout le monde se représentait la mort sous cette forme architecturale : un dédale lugubre, une marche entre des inconnus qui vous guident sans vous parler, sans vous connaître, sans savoir d'où vous venez ni où vous allez, qui vous interdisent de reculer et de vous retourner.

Il fut donc installé dans une chambre de l'hôpital de jour, dans l'aile qu'il aimait. Il reconnut l'infirmière de jour qu'il appela par son prénom. La chambre était exiguë, mais lumineuse, bien que le ciel fût gris ce jour-là. L'infirmière de jour commença par lui faire une piqûre. « Pour éviter les nausées », dit-elle. L'aile n'était occupée que par un autre malade, dans une chambre voisine, avec ses parents : c'était un homme de quarante ans avec ses parents septuagénaires. Je les aperçus en allant et venant dans le couloir.

Il mit docilement son casque réfrigérant pendant que l'infirmière de jour installait la perfusion. Un premier liquide coloré en orange devait mettre trois quarts d'heure à couler, suivi d'un autre transparent, beaucoup plus lent. Il ne cessait de replier son bras, ce qui ralentissait et parfois bloquait le débit.

J'étais assis à sa gauche, comme dans l'autre chambre. Je lui mouillais régulièrement deux gants en éponge qu'il gardait sur le front, ce qui avait fait gentiment sourire son médecin dans la matinée : « Qu'est-ce que c'est que ce turban ? » Il voulait depuis plusieurs jours constamment une serviette ou un gant sur la tête. Il voulait aussi être entouré de mouchoirs en papier.

Vers trois heures et demie, je suis sorti de la chambre pour aller aux toilettes et boire un café. Depuis le matin, je n'avais rien pris. Je suis resté dix minutes hors de l'hôpital et je me suis assis à nouveau près de lui. Je lui ai lu les titres du journal et je lui ai décrit le dessin humoristique qui représentait la patronnesse premier ministre que nous haïssions tous deux.

À quatre heures et demie, son autre ami écrivain est arrivé. J'avais pris soin d'avertir tout le personnel de l'aile italienne : notre ami devait venir et il fallait lui expliquer où nous nous trouvions. Dès son arrivée, je voulus lui parler, mais il ne comprit pas mes signes et refusa de quitter la chambre, alors que, ne tenant plus en place, je ne cessais d'aller dans le couloir.

J'étais inquiet parce que je m'étais aperçu qu'on n'avait pas joint les liquides d'antibiotiques à la chimiothérapie. J'avais entendu le matin même le médecin dire qu'on continuerait à lui administrer les antibiotiques tout en ajoutant la chimiothérapie. Mais il y avait eu, avant le transfert, cet incident du sang qui refluait et qui avait forcé André et Danielle à débrancher la perfusion. « On la lui remettra là-bas », avaient-ils dit. J'allai avertir l'infirmière de jour de mes craintes. Elle me répondit qu'on lui avait simplement donné une prescription de chimiothérapie, qu'on ne lui avait pas parlé des antibiotiques.

C'est alors que survint l'interne brune antipathique. Elle était sur le point de partir. Je lui dis mes craintes. Elle me répondit de ne pas m'inquiéter : on reprendrait les antibiotiques après la chimiothérapie. De toute façon, on était en fin de traitement. Après ? Mais allait-il survivre à la chimiothérapie sans les antibiotiques ?

Je retournai dans la chambre. Notre ami avait les yeux

fixés sur son visage et lui tenait une main. Il ne parvenait plus à respirer. J'ai alors eu l'idée de demander un masque à oxygène. Je suis allé voir à nouveau l'infirmière de jour. Elle était d'accord. Elle chercha dans tout le service un tuyau à adapter sur le robinet d'oxygène. Cela dura un quart d'heure.

Maintenant l'aile était vide. L'autre malade était parti. Le liquide continuait à se bloquer quand il repliait son coude et je lui prenais la main pour qu'il le déplie. Il nous demanda de l'installer sur le côté droit, ce qui me surprit parce que c'était une position qu'il ne supportait pas jusque-là. Il exigea d'être libéré des tuyaux qui lui entraient dans les narines. On arrêta l'arrivée d'oxygène. Il me demanda combien de temps encore. Combien de temps pour quoi ? Jusqu'à quand ? Jusqu'à la fin de la perfusion ? Jusqu'à sa mort ?

Il était six heures moins le quart. L'infirmière de jour m'avait dit que la perfusion durerait jusqu'à sept heures. Au moins jusqu'à sept heures. « Une heure encore », lui ai-je dit.

Je retournai dans le couloir. L'infirmière de jour faisait le ménage dans une chambre avec une autre infirmière : elle se plaignait d'être obligée de s'occuper de ce genre de choses, elle était retenue cette après-midi plus tard que prévu. Un fruit, une poire, avait été laissé sur le plateau par le précédent malade. Elle le proposa à l'autre infirmière qui l'aidait à faire le lit.

Quand je revins dans la chambre, il demandait le bassin, puis il le repoussa et expliqua à notre ami comment le fixer à la table de chevet. Puis il se tut. Il avait les yeux entrouverts et révulsés. Son teint avait jauni. Il avait les mains glacées.

Je suis sorti et j'ai averti l'infirmière. « Il faut prévenir le médecin. Il est en train de mourir. Ça ne va pas du tout. »

Elle m'a suivi, elle lui a pris la température. Il avait trente-neuf. « C'est l'effet de la chimiothérapie », dit-elle. Mais elle revint avec le médecin que je présentai à notre ami. Il nous demanda de sortir. Il resta avec l'infirmière. Elle sortit et revint.

Notre ami et moi restions dans le couloir, muets. Le médecin revint vers nous et nous dit : « C'est la fin. Il est épuisé. Il va mourir dans les heures qui viennent. » Et j'ai eu cette question idiote : « Mais que peut-on faire ? Est-ce qu'on ne peut pas l'aider ? » Comme lorsque, dans son bureau, il m'avait dit : « Certainement, oui, je le pense », il me regarda avec une imperceptible hésitation et me dit : « Mais nous l'accompagnons déjà. »

Il est retourné dans la chambre avec l'infirmière, puis il est ressorti et il est venu vers nous : « René, il vous appelle. »

Nous sommes entrés tous les trois dans la chambre. Et nous nous sommes installés ainsi : le médecin lui tenait les deux mains, à sa droite ; j'étais debout à sa gauche, je lui touchais l'épaule ; notre ami était au pied du lit. J'ai dit : « Je suis là, près de toi. » Il a légèrement levé la tête au-dessus de l'oreiller avec un soubresaut, un soupir. Il a cessé de respirer et a eu, quelques secondes plus tard, un autre soubresaut et un autre soupir. Nous sommes restés tous les trois muets, immobiles, pendant quelques minutes. Et le médecin a relâché ses mains, nous a regardés en souriant. Il a parlé de lui à l'imparfait.

J'écris ce qui suit doublement dans son absence. Dans son absence comme ce qui précédait sa mort, mais dans son absence une seconde fois puisque j'écris qu'il n'est plus et que les actes décrits me concernent désormais seul ou concernent leurs témoins. Ce qui suit toutefois le ramène au monde, car j'ai parlé beaucoup de sa mort et de ses derniers jours, dans les termes dont je viens d'user ici, à ceux qui l'avaient aimé ou connu.

Quand il avait été hospitalisé pour la deuxième fois, dans l'hôpital qu'il détestait avec la serre et un semblant de luxe dans la vétusté, il s'était écrié, au comble d'une dispute avec l'infirmière longue et sèche, qu'il aurait trois colonnes de nécrologie dans le journal, ce qu'eux, infirmières, chefs de clinique, internes, pontes même de la recherche, n'auraient jamais. On peut être choqué par un tel argument. Son autre ami écrivain et moi-même n'en avons pas été étonnés parce qu'il était soucieux d'une mise en scène dans le drame, dans la mesure où les moyens lui en étaient encore donnés.

Savait-il que cette nécrologie, c'était moi qui l'avais

rédigée et bien avant qu'il n'y eût fait allusion ? Je l'avais écrite sur la demande de la rédaction pendant l'été, au moment où nous avions cru qu'il allait mourir. J'avais dans ma veste, depuis la veille où il m'avait dit lui-même qu'il allait mourir, trois papiers : cette nécrologie, une dépêche que j'avais rédigée pour les agences de presse et la liste des numéros de téléphone des personnes à prévenir.

Dès que nous sommes sortis dans le couloir, le médecin m'a expliqué avec une sorte de douceur affectueuse les démarches que j'avais à faire. J'avais beaucoup de mal à parler et je me suis rendu compte qu'il me serait impossible de dicter la dépêche à l'agence. J'ai demandé à son autre ami écrivain de s'en charger, oubliant qu'il était célèbre, qu'il devrait donner son nom ct qu'on allait lui attribuer les propos qu'il lisait. Je lui demandai aussi d'apporter au journal mon article.

Le médecin qui avait lui-même des formalités à remplir m'ouvrit son bureau où nous avions eu trois jours plus tôt cette curieuse et déterminante conversation. Il me dit d'utiliser son téléphone. Il me laissa seul. J'appelai son frère qui viendrait de province dès le lendemain. Je lui décrivis brièvement les heures qui avaient précédé, mais je commençais à ne plus pouvoir parler. J'appelai ensuite son amie qui avait été son lien avec l'Amérique. J'acceptai son offre de venir tout de suite. Le médecin rentra dans le bureau et me proposa du thé. Je rejoignis son autre ami écrivain qui avait dicté la dépêche et s'apprêtait à apporter mon article au journal. Il était maintenant sept heures. L'employée de l'agence de presse l'avait interrogé sur la cause de la mort, parce que je l'avais tue. Il l'avait donnée, parce qu'elle était déjà largement sue. Dans mon article, je l'avais également tue et je demandai, quelques heures plus tard, à la rédaction du journal de veiller à ce qu'elle ne soit pas précisée dans le « chapeau ». Cette discrétion — que je contredis ici même — me valut une lettre d'injure d'un lecteur.

L'amie américaine me serra très fort dans ses bras et, dans les jours qui précédèrent et suivirent l'enterrement, devint, elle que je connaissais depuis longtemps mais peu, mon lien le plus solide non pas avec la vie (car la mienne avait d'autres soutiens), mais avec la vie qui précédait sa mort, avec sa vie à lui. Je m'aperçus que c'était elle qui de lui avait eu la connaissance la plus exacte — c'est-à-dire la plus conforme à mon point de vue —, peut-être parce qu'elle n'était pas troublée, comme chez d'autres, par une amitié attendrie. C'est elle qui s'occupa d'avertir ses amis américains et tout le milieu professionnel qui était le leur. Elle fit publier des articles dans les journaux anglo-saxons.

J'étais maintenant seul avec le médecin qui m'accompagna dans l'aile italienne. Il ne put s'empêcher de me mettre une main sur l'épaule. La chambre était vidée. Annie avait tout rassemblé dans ses sacs et m'indiqua précisément comment elle avait fait les bagages. Je demandai à Annie la permission de l'embrasser.

Le médecin prononça le nom du malade qui allait prendre sa place et redescendit avec moi. Il voulut porter les sacs, mais je refusai. Je lui demandai s'il avait l'impression que la médecine progressait. « Ce soir, non », m'a-t-il dit.

À l'entrée de l'hôpital, je m'apprêtai à faire appeler un taxi, quand une 4x4 s'arrêta devant moi. C'était l'infirmière de jour qui m'ouvrit la portière. Elle allait me raccompagner chez moi. Elle me demanda quel métier je faisais. « Le même que lui. » Et j'ai ajouté : « Un métier moins utile que le vôtre. » Elle ne le contesta pas. À quoi servions-nous ? À quoi servirait d'écrire ? C'étaient des questions que j'exprimais, mais que je ne parvenais pas à admettre tout à fait. Je lui dis que je les admirais, elles, toutes, les infirmières. À cause de la 4x4 où nous étions, j'imaginais sa famille, ses enfants et donc les risques qu'elles prenaient, toutes. Je lui parlai des gants qu'elles mettaient rarement, ces gants qui le préoccupaient tant. Elle me dit que les aiguilles traversaient le caoutchouc. Une fois, elle s'était piquée. Oui, elle avait eu peur. Elle avait fait le test. Elle y avait échappé. « Ils ont besoin de notre peau sur leur peau, dit-elle. Rien ne remplace ce contact. »

Dans les semaines qui suivirent, je fis plusieurs fois le même rêve. Il m'appelait de l'hôpital. Il n'était donc pas mort ? Sa mort n'avait été qu'une illusion ou plutôt une répétition. Je voyais son visage à l'instant où il semblait vouloir avaler le souffle qu'il expirait. C'était une répétition des gestes qui seront les nôtres, les miens.

Pour que je puisse témoigner et offrir ce témoignage comme un document, il faudrait aux pages que l'on vient de lire plus de précision, plus d'ampleur, sans doute aussi plus de rigueur. Il me faudrait à la fois accepter plus d'émotion et établir plus de distance. Je n'ai pas tracé de portraits autour de lui et je n'ai pas esquissé son propre portrait, même si certains de ses traits et de ceux des personnes qui nous ont entourés sont reconnaissables. Mais un livre n'a pas pour fonction de permettre de reconnaître la réalité : il peut aider à y accéder. Qu'il s'appuie sur une expérience vécue ne suffit pas à lui donner une valeur de réalisme. Toutefois, parce que j'écris sur un malade, on est en droit d'attendre une forme de justesse scientifique. Or, je n'ai pas tenté de définir avec exactitude les conditions des cures auxquelles il a été soumis dès les premiers diagnostics. Qu'on me pardonne mes silences, mes oublis, mes erreurs, mes approximations, mon ignorance. J'ai essayé de me retrouver tel que j'étais en ces instants. Et je m'étais, moi aussi, protégé derrière des barricades que mes rêves se sont chargés d'abattre, les unes après les autres, quand je ne l'avais pas fait, les yeux ouverts.

Trois semaines après sa mort, on m'a demandé d'écrire sur les livres concernant la maladie à laquelle il n'avait pas survécu. Je l'ai fait à la seule condition de pouvoir m'entretenir avec son médecin. Il a accepté tout de suite de me donner rendez-vous.

Il m'a reçu, toujours dans le même bureau de l'hôpital, étroit comme un corridor, à quelques mètres de la chambre de l'hôpital de jour où mon ami était mort. Trois semaines avaient donc passé, au cours desquelles j'avais laissé les manifestations de l'émotion — les pleurs du matin, phénomène du deuil peut-être connu de tous, les pleurs soudains dans la rue, pendant une conversation ou un repas — s'installer, puis, progressivement, se dissiper.

Pendant que je l'attendais dans le couloir, dans des conditions semblables à celles de notre première longue rencontre, je vis passer un malade avec son trépied à roulettes. Ce n'était donc pas seulement une maladie dont on mourait, mais aussi une maladie qui se soignait. J'aperçus l'une des deux infirmières — pas celle de la 4x4 — qui avaient fait sa toilette de mort.

Le médecin arriva et me reconnut de loin, du fond du

couloir. Il s'excusa pour son retard : il venait en voiture de l'autre bout de Paris, de l'Assistance publique. Dans son bureau, il me servit du thé qu'il conservait dans de charmantes petites boîtes anglaises de chez Harrod's. Nous avons bu, l'un, dans un verre russe en cristal habillé d'argent, l'autre, dans un grossier Pyrex d'hôpital. Notre conversation allait louvoyer pareillement entre le raffinement analytique et les résumés simplificateurs auxquels le contraignaient les insuffisances de mon information.

Il avait retrouvé une forme d'optimisme, jusque dans l'exposition rudimentaire de l'état des connaissances médicales sur cette maladie. Plus que d'optimisme, peut-être vaut-il mieux parler d'absence de défaitisme, de volonté de vaincre. C'est lui qui utilisait volontiers le terme d'accompagnement.

Au bout d'une demi-heure, un de ses assistants vint lui parler devant moi. Il nomma un malade qui le réclamait. Qui ? Celui que j'avais vu passer avec son trépied roulant ? Il allait être opéré et on ne parvenait pas à apaiser ses angoisses. Le médecin et son assistant se parlaient avec chaleur, ils s'appelaient par le prénom, mais se vouvoyaient. L'assistant, lui aussi, participait aux consultations nocturnes du mercredi soir. Il se retira. J'étais en train de priver un malade de la seule visite qui lui aurait rendu son sommeil.

Notre conversation se poursuivit pendant plus d'une heure encore. Il était dix heures du soir quand je quittai l'hôpital. Il y resta, bien entendu. Il avait commencé à sept heures du matin. Je le savais parce que, au téléphone, nous avions longuement cherché ensemble le meilleur moment ou plutôt le seul possible pour cette rencontre. À l'instant où j'écris cette phrase, il se trouve certainement à l'hôpital.

Annie et Danielle ont renoncé à ce service. Elles assistent à présent des vieillards qui meurent. Mais la mort est la même pour tous, dit-on.

Composition Euronumérique, Sèvres.
Impression S.E.P.C.
à Saint-Amand (Cher), le 6 juin 1994.
Dépôt légal : juin 1994.
1ᵉʳ dépôt légal : mars 1994.
Numéro d'imprimeur : 1479.
ISBN 2-07-073859-0./Imprimé en France.

69442